耳鳴り 難聴

自力でよくなる！

耳鼻科の名医が教える

最新 1分体操 大全

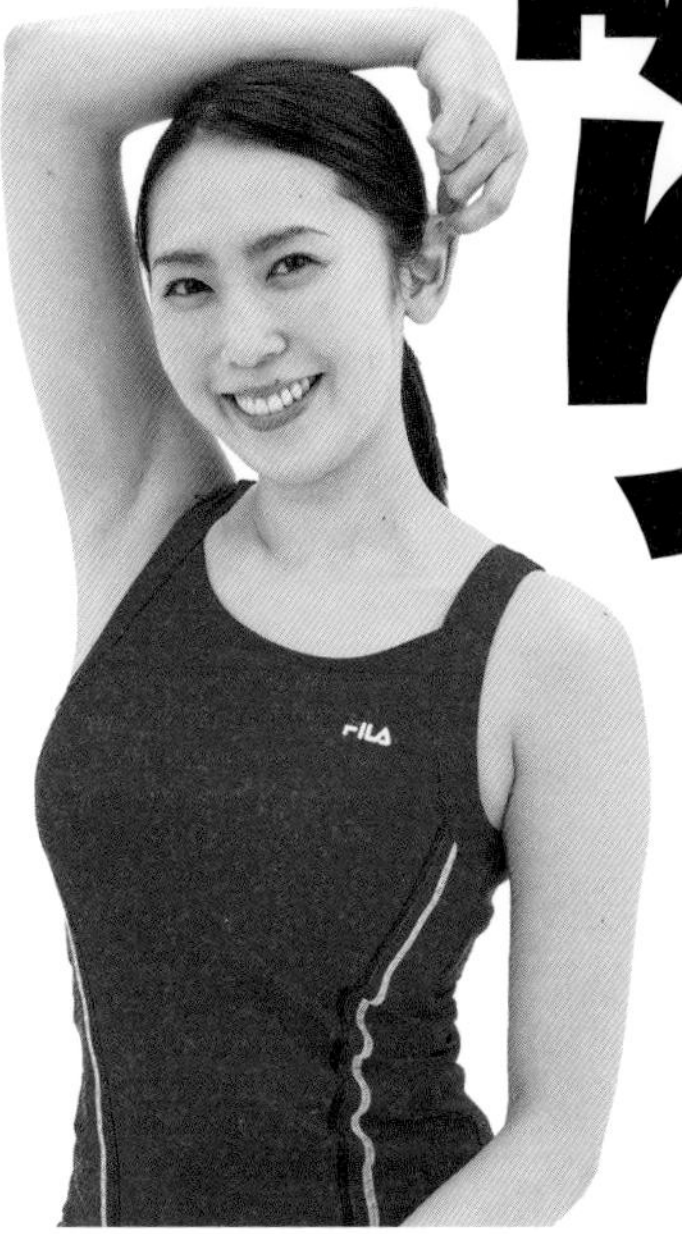

文響社

はじめに

「朝から耳鳴りが気になる」
「テレビを見ていたら、音量が大きすぎると指摘された」
「周囲が騒がしいとき、聞き返すことが増えてきた」

こうした耳の不調があっても「たいしたことはない」「まあ大丈夫だろう」と軽く見て、そのままにしていませんか。

そのように一見、問題のなさそうな耳鳴りや聞こえにくさが、実は、難聴や認知症につながる耳トラブルの始まりかもしれないのです。このような耳トラブルは、もはや高齢者や騒音に囲まれた職場で働いている人たちにかぎった問題ではありません。耳をきちんと「守り」「ケア」していないと、年齢に関係なく誰にでも耳の不調がやってくるのです。

聞こえの低下の原因は、喫煙、高血圧、糖尿病、運動不足、肥満と密接に関係しています。難聴は中年期以降に急増しますが、これは耳も肝臓や心臓と同じ臓器であり、糖尿病や高血圧などの病気によってダメージを受けるからです。

しかし、悪い生活習慣や病気が耳を直接的に悪くするわけではありません。実は、近年の研究から、耳に最もダメージを与えるのは「音」であることが明らかになっています。音によってダメージを受けた耳が、悪い生活習慣や病気があるがゆえにうまく自己修復されず、難聴が進行してしまうのです。

耳の不調の問題は、音とどうつきあうかにかかっています。

例えば、太陽光を適度に浴びることは健康のために大事なことですが、浴びすぎると皮膚にやけどを負ってしまいます。それと同じように、**音が大きすぎたり、音を長く聞きつづけたり、耳を休ませていなかったりといった悪い条件がそろうと、皮膚のやけどと同様、取り返しのつかないダメージが耳に及ぶことになります。日焼け止めクリームを使うように耳栓《みみせん》を活用したり、美肌パックでほてりを冷ますように、耳に静寂の時間を与えたりすることが大切なのです。**

コンサートで音楽を楽しんだ翌朝に、「キーン」という耳鳴りを自覚したことのある人も少なくないと思います。これは、前夜のコンサートの音が大きすぎたか、この音を長く聴きつづけたことが原因と考えられます。

ロックコンサートの場合、30分も会場にいれば耳に危険なレベルまでダメージが及びます。やや静かなクラシックコンサートであっても、３時間を超えるようなら安心はできません。たとえロックコンサートより小さな音量であっても、聴く時間が長ければ耳にダメージが及んでしまうからです。

注意しなければならないのは、急に耳のつまり感を自覚したり、突発的な耳鳴りを感じたりしたときです。こうした耳の不調は、突発性難聴や急性音響外傷性聴覚障害で生じます。

明らかに聞こえの低下を自覚しているときは、突発性難聴を疑い、速やかに専門医へ相談し治療を受けることが必要です。一方、急性音響外傷性聴覚障害とは、例えば、レーシングカーのような爆発音に近い大きい音を聞いたときに生じる障害です。耳もとで風船がパンと割れただけで急性音響外傷性聴覚障害が起こり、耳鳴りや耳づまりが現れることもあります。

私たちの生活の中には、数多くの危険な音が潜んでいます。

携帯型オーディオ端末はイヤホンやヘッドホンで音楽を楽しめる便利な道具ですが、電車内のような騒がしい場所で音楽を聴いていると、その音量が耳を壊すレベルの大きさにまでなっていることが多いのです。片道30分ほどの電車の中で音楽や英会話を毎日聴いているだけでも、数年もたたないうちに耳の不調は始まってしまいます。高校生や大学生の世代で難聴が増えているのは、そうした日常的な音とのつきあい方が問題であるとＷＨＯ（世界保健機関）も指摘しています。**ヘアドライヤーや掃除機の音も油断できません。ハイパワーなヘアドライヤーなら耳もとで1日15分間使っただけで、耳への負担はロックコンサート2時間に匹敵してしまいます。**サイクロン式の掃除機にも、ヘアドライヤーに相当する騒音を発するものがあります。きれい好きが高じて耳が悪くなるなどということはさけたいものです。

本書では、耳の不調の予防や改善に役立つセルフケアとして10種の「耳トレ」（37～82ページを参照）と2種の「内耳《ないじ》エクサ」（83～98ページを参照）を紹介しています。いずれも、いつでもどこでも手軽に行える1分体操です。

どの体操も手軽にでき、誰でも無理なく続けることができるでしょう。みなさんも、ぜひ継続して毎日行ってみてください。

国際医療福祉大学医学部耳鼻咽喉科教授
中川雅文

あなたに最適の「１分体操」一覧

1

耳トレ ❶ 1分リズム耳つまみ

　左右の耳を反対側の手でつまみ、真上や後方へキュッキュッとリズミカルに30秒間ずつ引っぱるだけ！

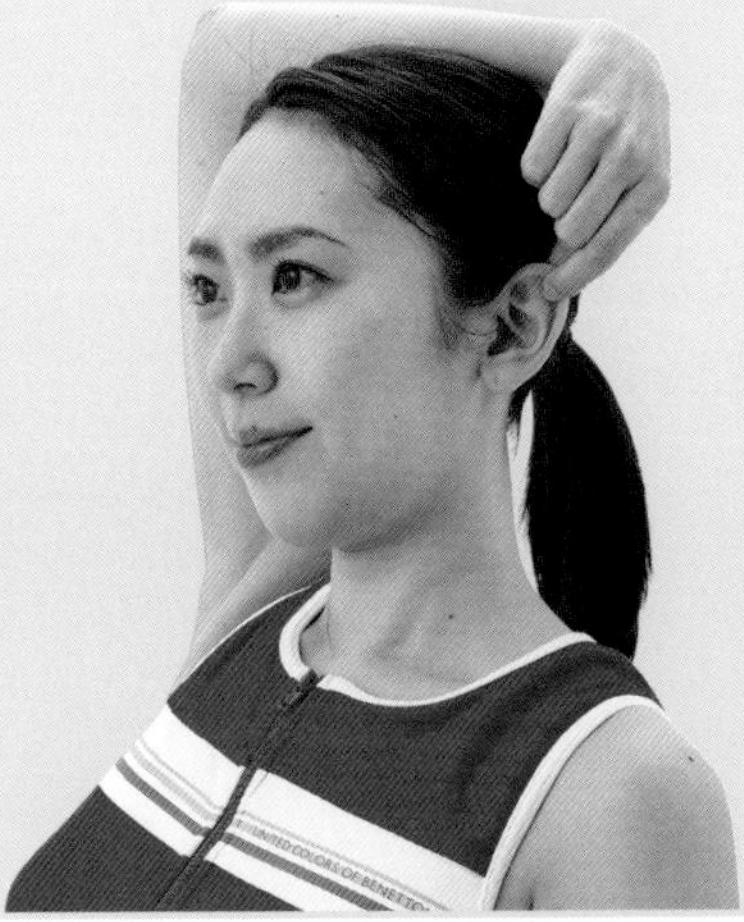

くわしいやり方は44ページへGO!

耳トレ ❷ 1分耳裏ほぐし

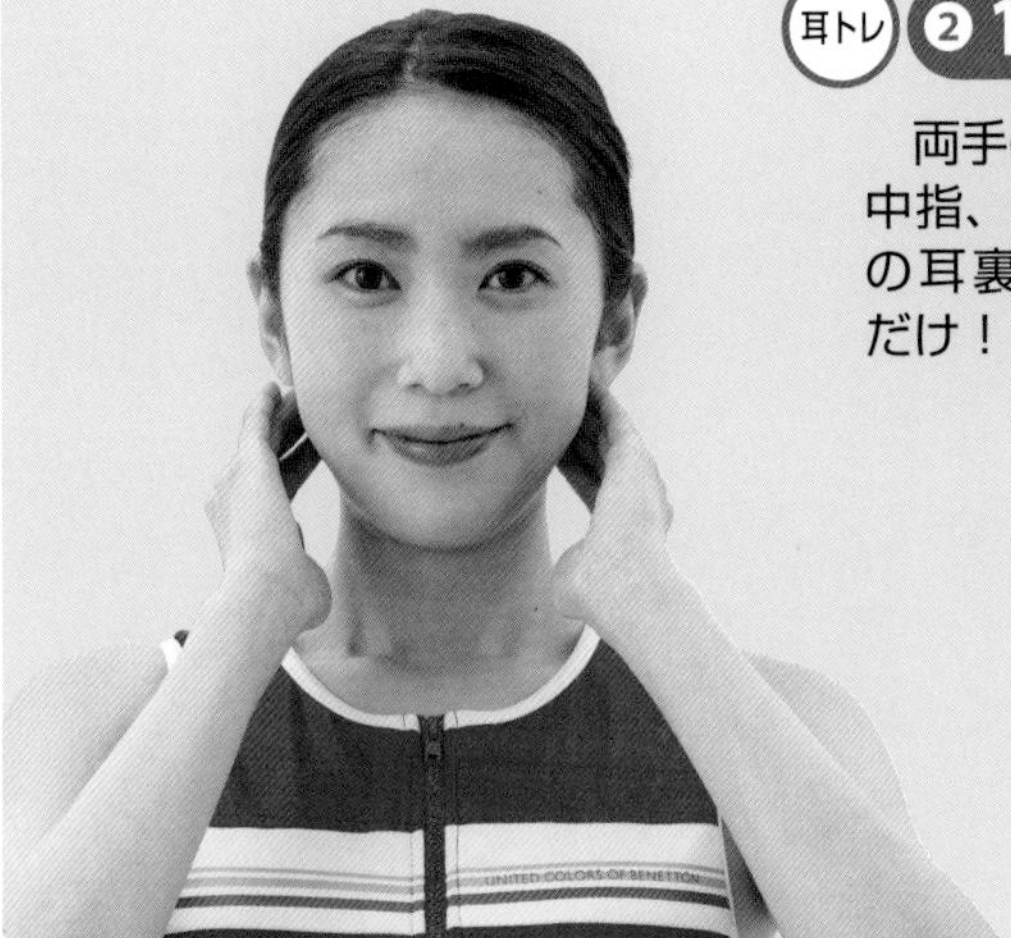

　両手の3本の指（人さし指、中指、薬指）を使って、左右の耳裏を30秒〜1分間ほぐすだけ！

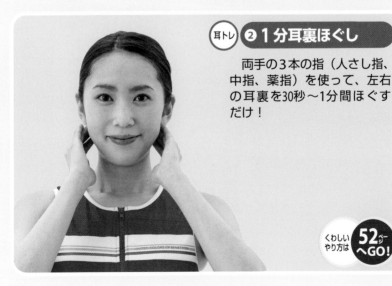

くわしいやり方は52ページへGO!

耳の聞こえがどんどんよくなる！

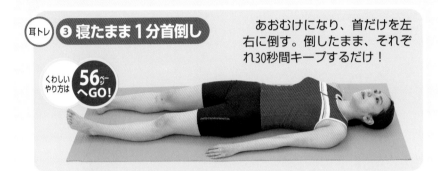

耳トレ ③ 寝たまま1分首倒し

あおむけになり、首だけを左右に倒す。倒したまま、それぞれ30秒間キープするだけ！

くわしいやり方は56ページへGO!

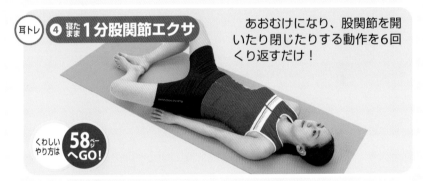

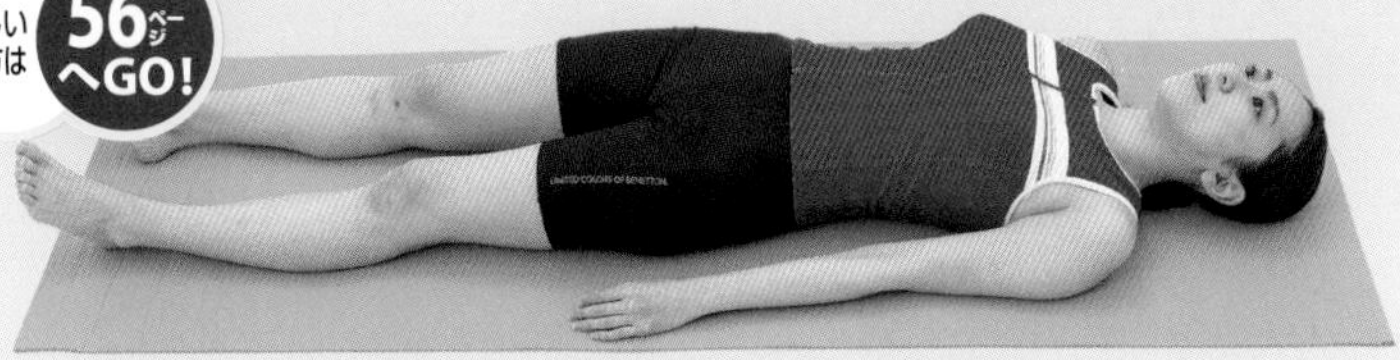

耳トレ ④ 寝たまま1分股関節エクサ

あおむけになり、股関節を開いたり閉じたりする動作を6回くり返すだけ！

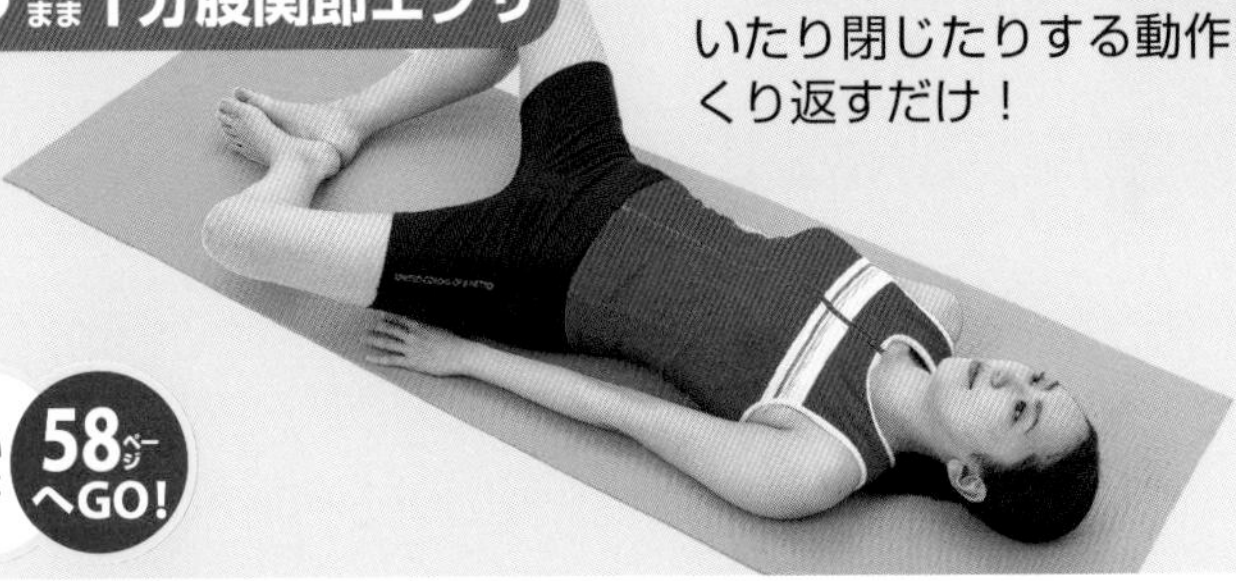

くわしいやり方は58ページへGO!

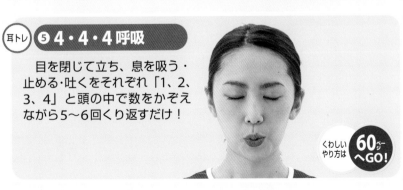

耳トレ ⑤ 4・4・4呼吸

目を閉じて立ち、息を吸う・止める・吐くをそれぞれ「1、2、3、4」と頭の中で数をかぞえながら5〜6回くり返すだけ！

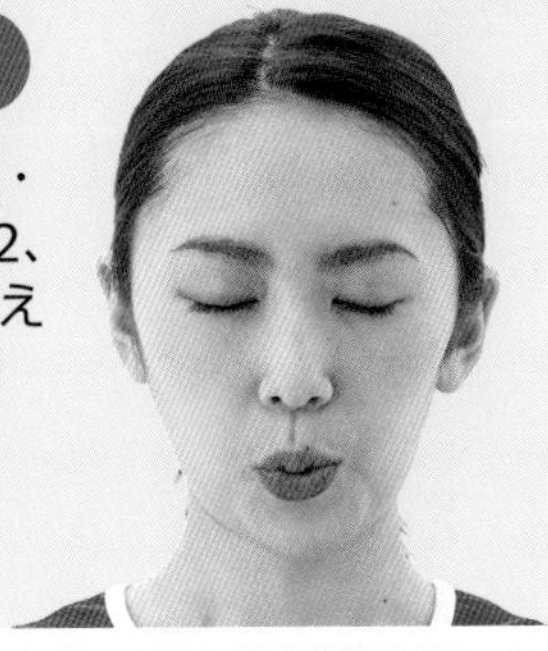

くわしいやり方は60ページへGO!

あなたに最適の「1分体操」一覧 ②

耳トレ
❻ 朝の1分耳すまし

　起床後、背すじを伸ばして立ち、家の外の音に1～3分間耳をすますだけ！

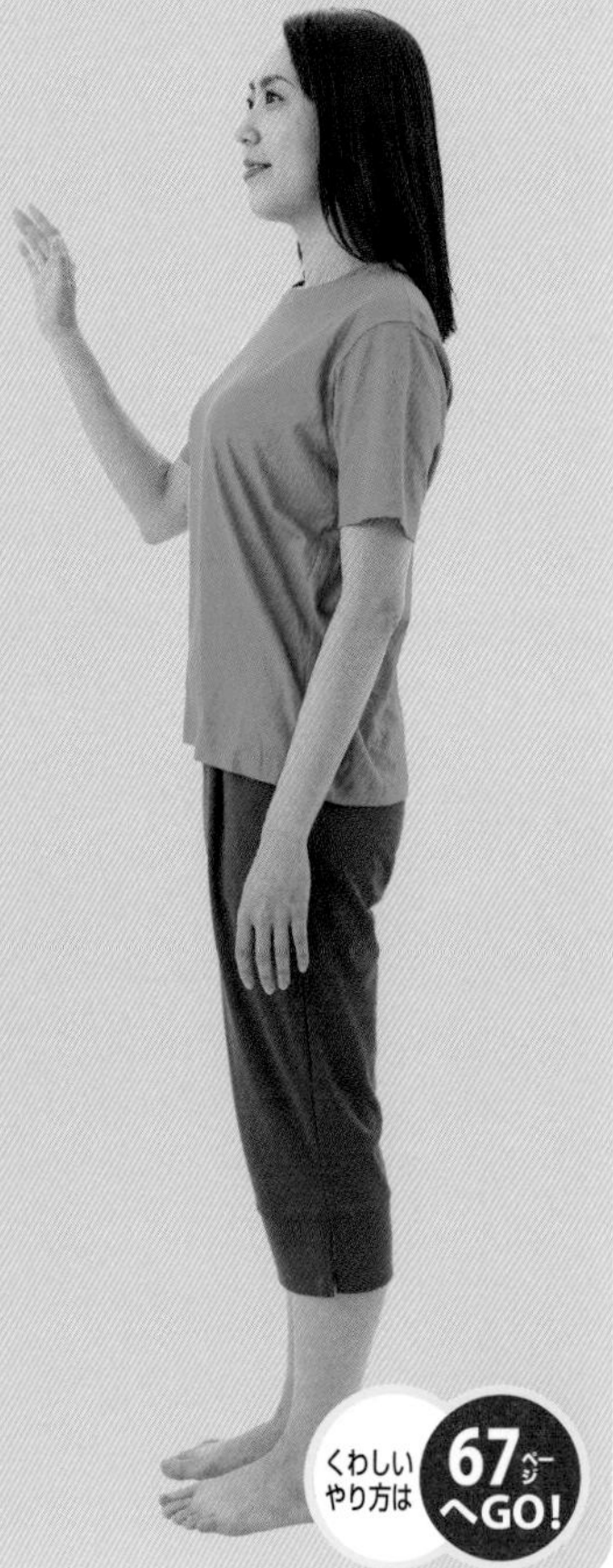

くわしいやり方は67ページへGO!

耳トレ
❼ 側頭筋ほぐし

　両耳の上方にある側頭筋を、円を描くようにグルグルとマッサージするだけ！

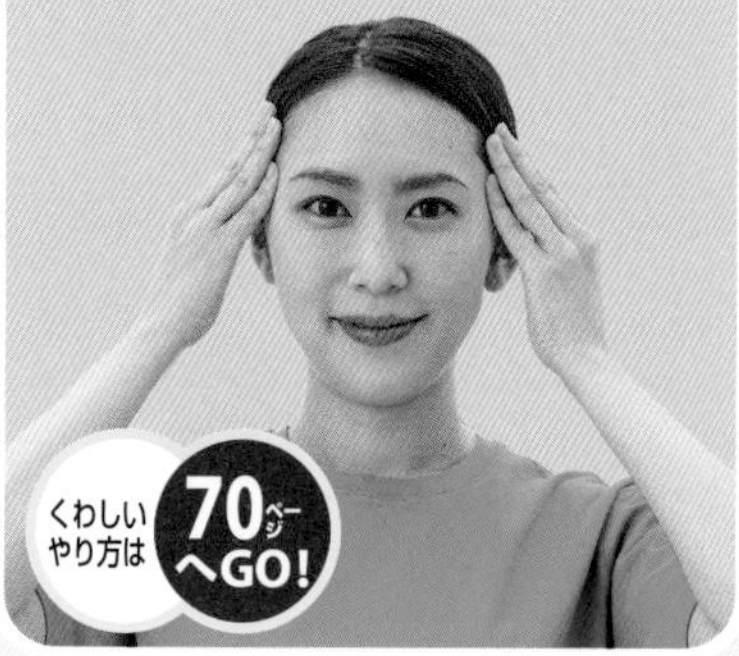

くわしいやり方は70ページへGO!

耳トレ
❽ 声出し笑い1分エクサ

　笑顔を作り、息を吐きながら「わーっはっはっ」と声を出して笑うだけ！

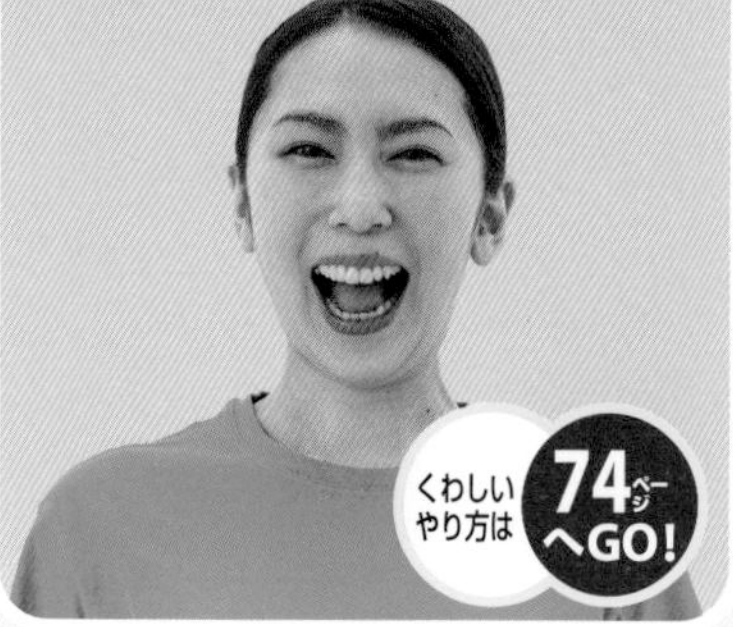

くわしいやり方は74ページへGO!

耳の聞こえがどんどんよくなる！

耳トレ ⑩ 1分耳ツボマッサージ

耳全体を包み込むようにマッサージしたあと、神門などのツボを3秒×3回ずつ押すだけ！

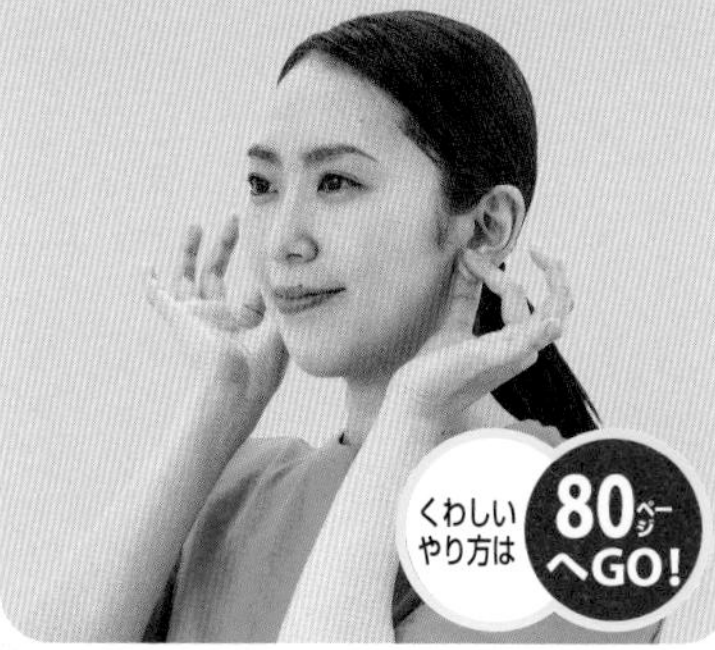

くわしいやり方は80ページへGO！

耳トレ ⑨ 胸鎖乳突筋さすり

首の左右にある胸鎖乳突筋と、鎖骨のラインをマッサージするだけ！

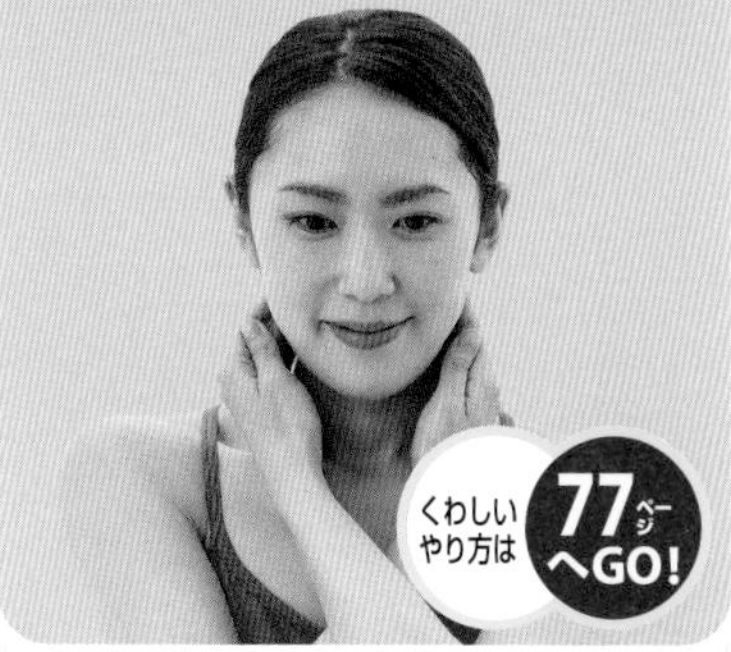

くわしいやり方は77ページへGO！

内耳エクサ ② 1分しこ踏み

くわしいやり方は94ページへGO！

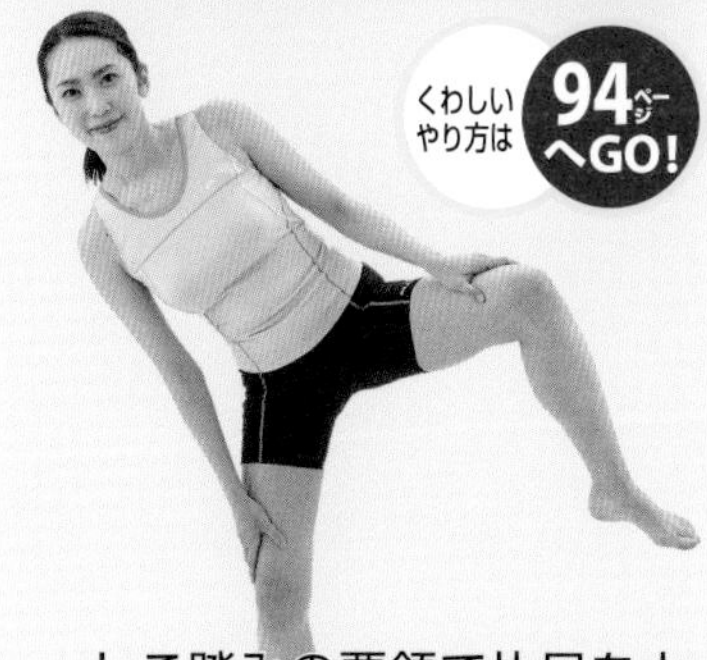

しこ踏みの要領で片足を上げ、もう片方の足に重心を乗せて2秒間キープするだけ！

内耳エクサ ① 耳スクワット

イスに座りっぱなしの状態が長く続いたら、30分に1回、イスから立ち上がるだけ！

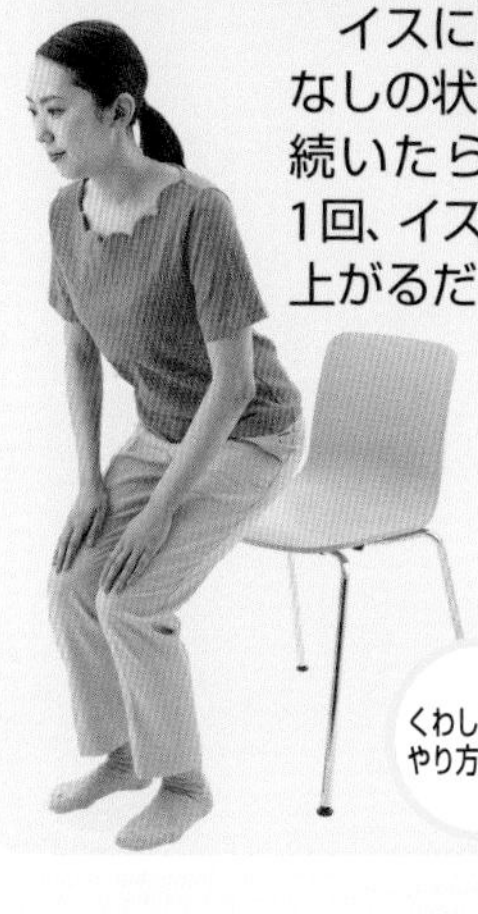

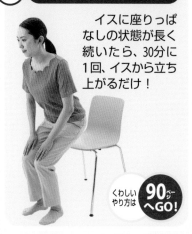

くわしいやり方は90ページへGO！

目次

第3章 耳トレ① 冷えや血流不足による耳鳴り・聞こえにくさが改善！ 血流を促し中耳の硬直を取る「1分リズム耳つまみ」

国際医療福祉大学医学部耳鼻咽喉科教授 中川雅文 37

最新情報

第1章

難聴は認知症を招く最大リスクと判明！世界で難聴者が4億人を超え放置は危険とWHOも警鐘！

国際医療福祉大学
医学部耳鼻咽喉科教授
中川雅文

コロナ禍でマスクをした相手の声がうまく聞き取れず、聞こえにくさを自覚する人が急増

新型コロナウイルス感染症のパンデミック（コロナ禍《か》）によって、私たちの生活は一変。日常、次のような新しい生活様式が求められるようになりました。

●3密（密閉・密集・密接）をさける。
●ソーシャルディスタンス（社会的距離）を保つ。
●マスク・エチケット。

仲間や家族との食事でも、飲食店では「黙食」と「マスク会食」がマナーです。テーブルにはアクリル板やビニールカーテンも設置されています。

コロナ禍の生活様式がもたらした「マスク・コミュニケーション社会」の中で、こうしたすべての世代の人が「聞こえにくさ」を訴えるようになりました。

人と人とのコミュニケーションは、「声」だけでなく、相手の「表情」や「口の動き」「手振り・身振り」などからの情報も大事です。

しかし、コロナ禍のマスク・コミュニケーションで、相手の表情や口の動きな

コロナ禍で難聴に気づく人が急増

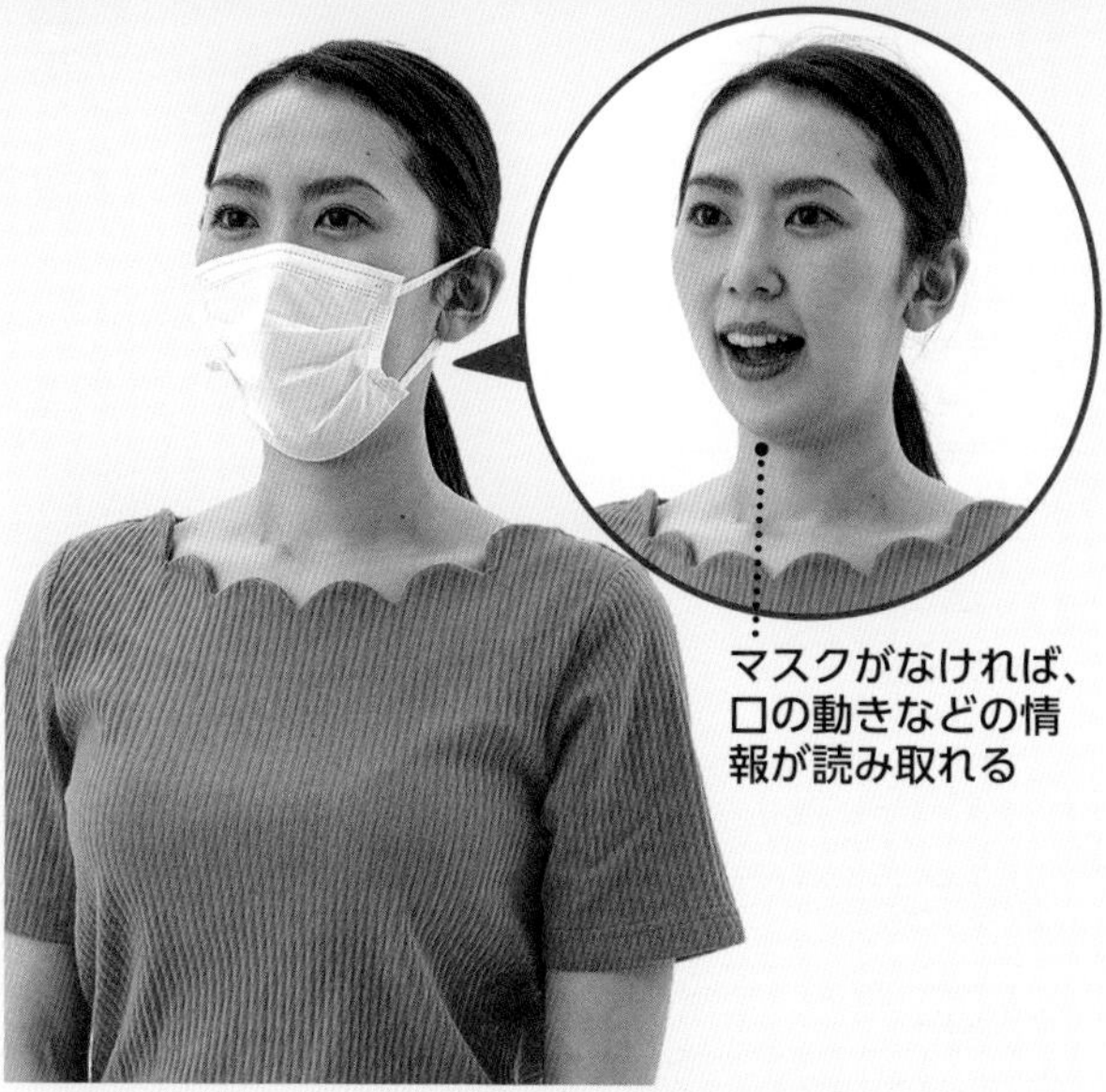
マスクがなければ、口の動きなどの情報が読み取れる

相手がマスクを着用していると口の動きなどの情報を読み取れなくなる。そのため、声がうまく聞き取れず、耳の不調に気づく人が多い。

どの情報を読み取れなくなりました。こうした情報が得られない分だけ、どうしても「声」の情報だけに頼ることになります。そのとき、聞こえのレベルが少し低い人は、マスク越しのやや小さな声が、さらにアクリル板に遮《さえぎ》られて、聞こえにくさを感じてしまうことになるのです。

これは、**すでに難聴が始まっているサインかもしれません。実際、コロナ禍で耳の不調を訴えて受診した患者さんに聴力検査をした結果、「どうやら、もともと軽い難聴があったようですね」と説明する事例が少なくないのです。**

最近なんとなく聞こえにくさを感じている人は、一人で悩むのではなく、耳鼻咽喉《いんこう》科を受診してみてください。

国際アルツハイマー病委員会が発表！
中年期の難聴は認知症を招く12のリスク要因の筆頭

英国の医学雑誌『ランセット』の**国際アルツハイマー病委員会は、2020年、認知症を招く12個の修正可能なリスク要因（2017年の発表では10個）を発表しました。**認知症の6割はいまだ原因不明ですが、残りの4割は、生活習慣やライフスタイルを見直すことで修正可能なリスク要因であるとも書かれています。

発表された12個のリスク要因は、「中年期の難聴」「十分な教育を受けていない人」「タバコをやめられない人」「うつ病や抑うつ傾向のある人」「社会的に孤立しがちな人」「運動不足」などです。

こうした**リスク要因の筆頭にあがっているのが、中年期の難聴です。聞こえにくさをほうっておいた人は、高齢になると認知症になりやすいというのです。リスク要因全体の8％を占めています。**以降、十分な教育を受けていない人が7％、タバコをやめられない人が5％なので、大きなリスク要因といえるでしょう。

ただし、12個の修正可能なリスク要因は認知症の原因とはいえず、「そうした

聞こえの悪さは認知症の前ぶれ

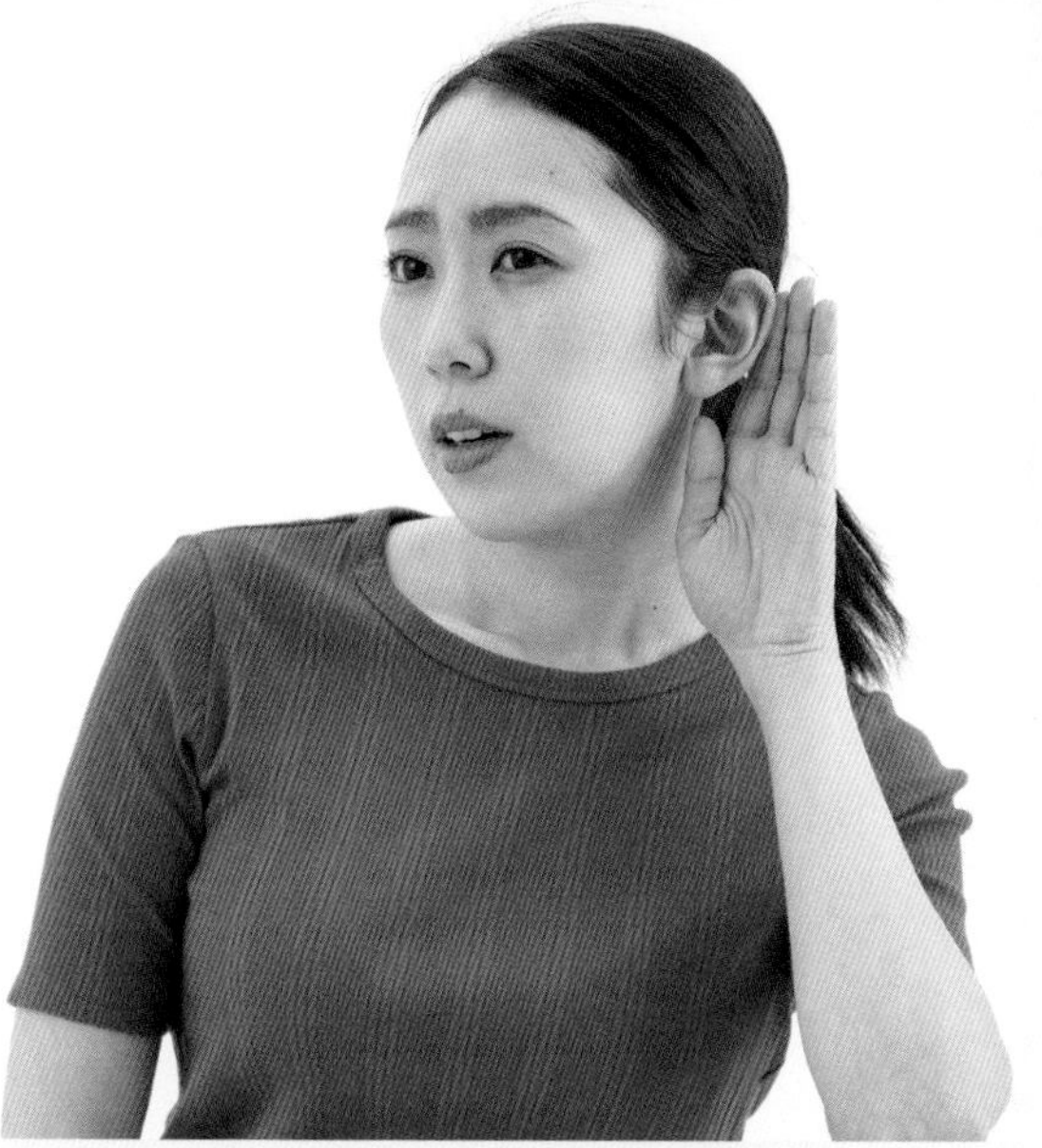

聞こえが悪くなると、認知機能の衰えを招きやすくなる。40歳を過ぎて会話中に聞き返すことが増えたら、将来、認知症になる危険が大きい。

人に認知症が多い」という傾向を示しているにすぎません。

難聴と認知症の関係については専門家の間でも意見が分かれています。難聴と認知症は動脈硬化（血管の老化）が原因でたまたま同じ時期に進行するため関係があるように見える（共通原因説）、難聴で生じるコミュニケーション障害（うつ、孤立）や耳による学習の困難さが重なって認知機能が低下する（認知負荷説）などと考える専門家もいます。

認知症の予防に補聴器が有効かどうかはわかりませんが、補聴器を使えば難聴に伴うリスクの多くは解消できます。耳をケアする、耳の不調が生じたら専門医に相談する、そうした前向きなアクションこそが大切なのです。

聞こえにくさを放置すると認知症の発症に関与する悪玉物質が脳にたまりやすいとわかった

認知症を引き起こす脳の病気には多くの種類がありますが、日本人に最も多いのは「アルツハイマー病（アルツハイマー型認知症）」です。**アルツハイマー病で亡くなった患者さんの脳を調べた結果、アミロイドβ《ベータ》やタウたんぱく質といった老廃物が脳内（特に側頭葉）の神経細胞と神経細胞の間にたまっていることが明らかになりました。この老廃物のたまりによって神経細胞間でのシナプス（神経細胞間をつなぐ回線）を介しての情報伝達が阻害され、認知機能が低下するのです。**

ただし、脳内にアミロイドβやタウたんぱく質という老廃物があるのは、異常なことではありません。これらの老廃物が一つの場所にたまって排出されなくなり、神経細胞間の情報伝達にエラーが生じることが、認知症の核心です。

アミロイドβなどの老廃物は、7〜8時間の良質な睡眠を取ることで脳の外に排出されます。また、脳神経が活動するときに生じる脳内血管の脈動によっても運び出されます。30分に1回は歩く、7〜8時間は睡眠を取る、そして何よりも

難聴でも脳にアミロイドβがたまる

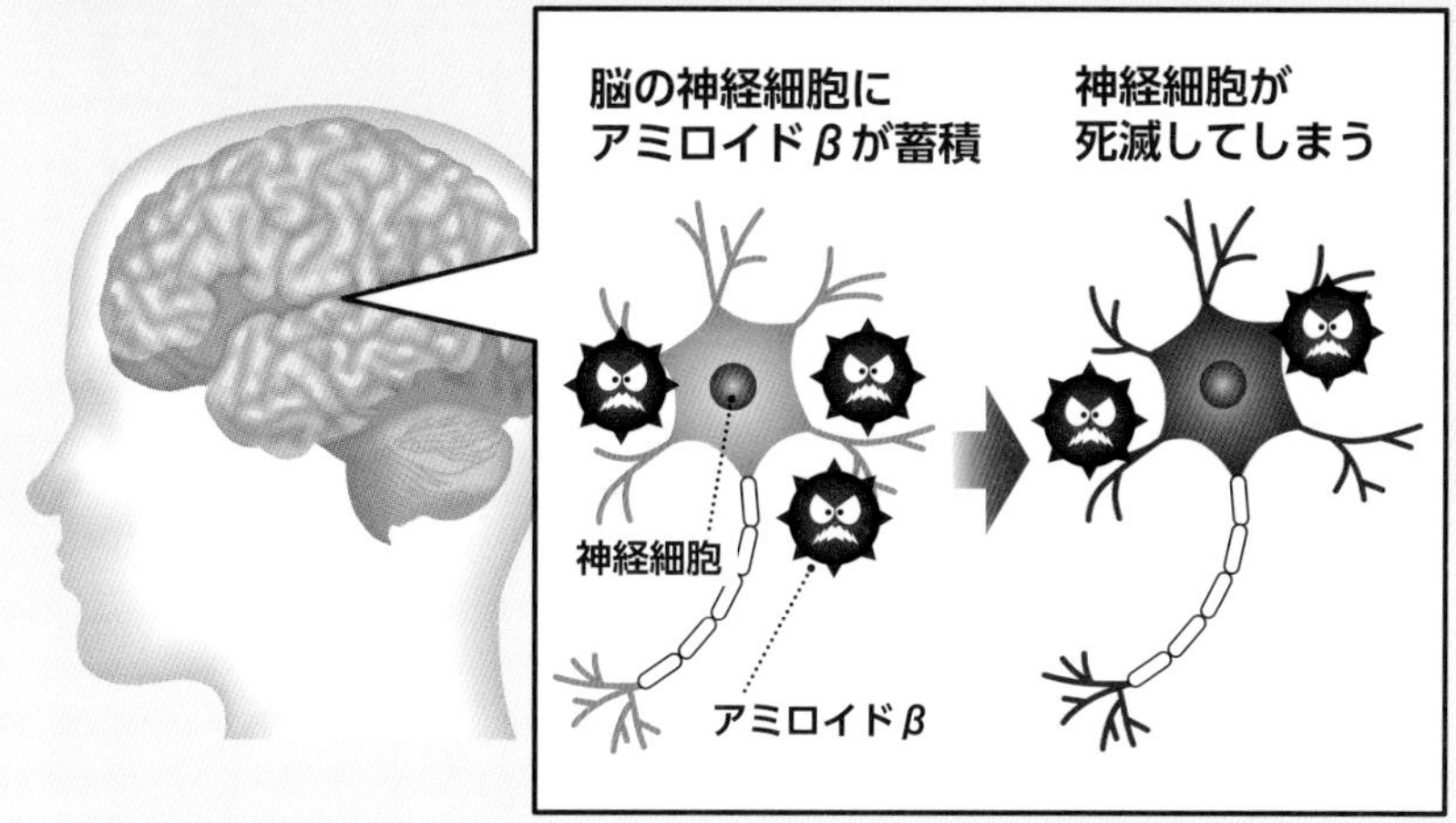
脳の神経細胞に
アミロイドβが蓄積
神経細胞が
死滅してしまう
神経細胞
アミロイドβ

アミロイドβは、脳の表面に沈着して神経細胞をむしばむ悪玉物質。難聴の人も、アルツハイマー型認知症の人と同じく脳の側頭葉にアミロイドβがたまりやすいことが判明している。

頭を使うことが大切。神経細胞が活性化し、脳の血流が促されて老廃物のたまりを防いでくれるからです。

ところが、**聞こえが悪くなり、内耳《ないじ》にある有毛細胞の働きが衰えて脳に音の情報が届きにくくなると、脳の中に反応しない神経細胞が生じます。すると、その使わない神経細胞の間に老廃物がたまり、それが徐々に大きくなってしまうのです。**

聞き間違いが増え、周囲から認知症ではないかと思われるような誤解をさけるためにも、耳のコンディションはいつも良好に保つことが大切です。聞こえに不安のある人は、補聴器の活用をおすすめします。

地球上の11億人が難聴の危機に直面している！　WHOも本気で聞こえを守る対策に乗り出した

WHO（世界保健機関）によると、全世界で聴覚障害に悩まされている人は4億6600万人に上ると報告（2018年）されています。これは、世界の全人口の約6％に相当します。また、WHOとITU（国際電気通信連合）では、**全世界の12〜35歳の人口の約半数に当たる11億人が、すでに聴覚障害に陥るリスクの高い予備群に該当するという試算を出しています。**

実は、**WHOは2015年から「聞こえを守ろう！（Make Listening Safe Initiative）」という啓発活動を開始しています。**世界じゅうの人々に向けて、スマートフォン（以下、スマホ）のイヤホンなどで聴く音が難聴の原因になるとWHOは警鐘を鳴らしているのです。ヘアドライヤーや掃除機、自動車、電車などの騒音も耳に悪く、生活の中にある騒音は非常に高いレベルにあります。

WHOとITUは、2018年に1週間当たりの許容できる音の大きさ（単位はデシベル）と聴取時間の関係を示すガイドラインを公表しました。例えば、80

1週間の騒音の許容量

音圧レベル デシベル(A)SPL	成人 (1.6Pa^2h/週未満)	小児 (0.51Pa^2h/週未満)	音量の目安
110*	2分*	40秒*	ロックコンサート会場の前5列
107	4.5分	1.5分	ー
104	9.5分	3分	ー
101	18.75分	6分	地下鉄の構内
98	37.5分	12分	ー
95	75分	24分	電車でイヤホンを使い、音もれするくらいの音量で音楽を聴いているとき
92	2.5時間	48分	ー
89	5時間	1時間36分	パチンコ店内
86	10時間	3時間15分	走行中の電車内
83	20時間	6時間24分	音量60％のレベルでイヤホンで音楽を聴いているとき
80	40時間	12時間30分	ー
77	ー	25時間	ー
75	ー	40時間	ー
72*	168時間*	ー	高速走行中の自動車内
69*	ー	160時間*	耳もとでの大声

※「Pa^2h」はWHOとITUによって2018年から採用された新しい騒音曝露の単位。Paは音圧エネルギー、hは曝露時間で、エネルギーの2乗と時間の積を表す。1週間=24時間×7日=168時間。*の110デシベルと72デシベル以下の値は筆者追記。

デシベルなら週40時間まで、101デシベルなら週約18分までといったように音の大きさと時間の関係を明らかにしています（表参照）。

電車内で、スマホを使ってイヤホンやヘッドホンで音楽を聴いたりゲームを楽しんだりするときの音量は、最大ボリュームの60％未満です。実際にイヤホンなどで楽しんでいいのは、1日60分未満で週4回まで——これが、耳を守るために私たちが持つべき意識と行動となります。

イヤホンを外したときにキーンと耳鳴りがする、翌日に耳のつまり感がある、そんな症状があるときは、24時間以内にWHOとITUの勧告を超えるような耳に有害な音を聞いていたと考えたほうがいいでしょう。耳栓《みみせん》を使ったり、静かな場所で過ごしたりして、耳の静寂を保つことが大切です。

耳と脳と自律神経を整えれば聞こえにくさは軽減でき、人間関係もよくなり生き生きライフが実現！

会話をすること、音楽を楽しむこと、耳からそうした情報を取り込むことで、脳は活性化されます。**相手の動作や表情、声からさまざまなメッセージを受け取り、自分は手振り身振りを交えて豊かな表情で語りかける——こうした情報のやり取りで脳はいっそう活気づき、相手との人間関係も良好になります。**

しかし、気分や体調が悪いと表情は暗くなり、表情筋も硬くなります。すると、ノイズ（騒音）を届きにくくする中耳《ちゅうじ》のアブミ骨筋も硬くなって必要以上に音を遮断《しゃだん》するため、相手の声や音楽が聞き取りにくくなってしまうのです。

そこで、本書で紹介している1分体操を行ったり、質のいい睡眠を取ったりしましょう。そうすることで、耳のコンディションを良好に維持できます。

すでに耳鳴りや難聴になっているからといって、あきらめるのは早計です。人の体の細胞は5年で入れ替わるので、今日から始めれば5年後のあなたは確実に変わっているはず。未来の自分をイメージしながら、1分体操を始めましょう。

第2章

耳鳴り・難聴・めまいの原因もあなたに最適なセルフケアもわかる「1分チェック」

26〜29ページ
埼玉医科大学客員教授
川越耳科学クリニック院長
坂田英明

30〜35ページ
川崎医科大学耳鼻咽喉科学教授
川崎医科大学総合医療センター副院長
秋定　健

36ページ
国際医療福祉大学
医学部耳鼻咽喉科教授
中川雅文

ジージー・キーンという耳鳴りや難聴に悩む人が急増中で、5大原因は冷え・加齢・メタボ・むくみ・酸欠

耳鳴り・難聴・めまいなどの耳トラブルは、発症の原因がわかるものと、よくわからないものがあります。**原因がわかるのは、慢性中耳炎や突発性難聴、メニエール病、前庭神経炎《ぜんていしんけいえん》などの病気によって起こる耳トラブルの場合です。**

しかし、そのような病気が見つかるケースは、さほど多くありません。むしろ圧倒的に多いのは、原因不明の耳鳴り・難聴・めまいです。原因がよくわからないことが、耳の不調を難治化させてしまう大きな理由といえるでしょう。

とはいえ、原因不明の場合でも、ある程度は原因を推測できます。というのも、耳の不調には、年齢や生活習慣、体質が深くかかわっているからです。

耳鳴り・難聴・めまいを招く原因はさまざまなものが考えられますが、中でも重要なのは「冷え」「加齢」「メタボ」「むくみ」「酸欠」の5タイプです。それぞれのタイプの特徴を説明しましょう。

●冷えタイプ……体の冷えで筋肉や血管が緊張・硬直し、慢性的な血流不足に陥

耳鳴り・難聴・めまいを招く5つのタイプ

加齢タイプ
加齢に伴って、聴覚器官の機能が低下して起こるタイプ

メタボタイプ
高血圧・高血糖・高脂血など、ドロドロ血液で起こるタイプ

冷えタイプ
冬の寒さや冷え症など、血流の悪化によって起こるタイプ

むくみタイプ
体に余分な水分がたまり、むくむことで起こるタイプ

酸欠タイプ
内耳が慢性的な酸素不足に陥ることで起こるタイプ

耳トラブルは、原因がはっきりしないケースが多い。とはいえ、発症の要因として推測されるものから5つのタイプに大別される。

っているタイプ。

●**加齢タイプ**……体の衰えで内耳《ないじ》や聴《ちょう》神経などの働きが低下しているタイプ。

●**メタボタイプ**……ドロドロ血液になり、耳の血流が滞っているタイプ。

●**むくみタイプ**……体の水分代謝が低下し、余分な体液がたまっているタイプ。

●**酸欠タイプ**……貧血や呼吸機能の低下で、内耳に十分な酸素を送れなくなっているタイプ。

自分がどのタイプかを知ることが大切です。

耳鳴り・難聴・めまいは原因がわかれば克服でき、原因も改善に役立つセルフケアもわかるチェック表を公開

原因がよくわからない耳の不調を改善するためには、発症にかかわっていると考えられる要因を推測し、最適なセルフケアを行うことが大切です。

そこで、**慢性的な耳トラブルに悩まされている人は、左ページの「自分の耳トラブルの原因がわかるチェック表」で自己診断をしてみてください。**

やり方は、各タイプの全項目に目を通し、自分に当てはまる項目の記入欄に✓をつけます。その結果、3項目以上に✓のついたタイプが、あなたに該当する原因と考えられます。この自己診断で判定されるのは、一つのタイプとは限りません。複数のタイプが重なることもあります。

自分のタイプがわかったら、それぞれのセルフケアに取り組みましょう。1分体操については第3・4章（37～82ページ参照）の耳トレ、第5章（83～98ページ参照）の内耳《ないじ》エクサをご覧ください。食生活の見直しについては、第6章の耳にいい食事・悪い食事（114～117ページ参照）でくわしく解説されています。

自分の耳トラブルの原因がわかるチェック表

当てはまる項目に✓をつける。3つ以上✓のついたタイプが、あなたのタイプと考えられる（複数のタイプが重なることもある）。

	項目	✓	セルフケア
冷えタイプ	冬に症状が悪化しやすい		●1分体操 ➡耳トレ①〜⑤ 44ページ〜
	手足が冷えやすい		
	冬の外出時に耳や首を防寒しない		
	冷たい飲料を飲む		
	入浴はシャワーですませる		
加齢タイプ	50歳以上である		●バランスのいい食事を適量とる ●1分体操 ➡耳トレ⑥〜⑩ 67ページ〜
	年を重ねるにつれて悪化する		
	同年代に比べて老けている		
	ストレスを感じることが多い		
	体が疲れやすい		
	小食・偏食ぎみである		
メタボタイプ	高血糖である		●バランスのいい食事を適量とる ●1分体操 ➡内耳エクサ①② 90ページ〜
	高脂血である		
	高血圧である		
	20歳のころより体重が10キロ以上増えた		
	運動不足である		
	よく早食い・ドカ食い・間食をする		
むくみタイプ	顔や手足がむくむことが多い		●1分体操 ➡内耳エクサ①② 90ページ〜
	体のだるさを感じる		
	尿の回数・量が増えた・減った		
	水分を多くとりがちである		
	汗をあまりかかない		
	味の濃い食べ物を好む		
酸欠タイプ	血液検査で貧血と診断された		●ビタミンB12の多い食品（魚介類、レバーなど）をとる ●1分体操 ➡耳トレ⑤ 60〜62ページ
	動悸・息切れを感じることがよくある		
	呼吸が浅い・速い		
	よく首や肩がこる		
	肉や海藻類をあまり食べない		
	無理なダイエットをよく行う		

空気の振動を電気信号に変換し脳へと伝える外耳・中耳・内耳・聴神経など「聞こえのしくみ」早わかり図解

耳鳴り・難聴・めまいを改善するためには、耳の構造と音が聞こえるしくみを知っておくことが大切です。というのも**耳は、外から入った空気の振動を内耳《ないじ》へ伝える「伝音系」と、この振動を電気信号に変換して脳へ送る「感音系」に大別され、障害された場所で耳トラブルの改善のしやすさが違ってくるからです。**

では、耳の構造と働きをくわしく説明しましょう。

まず、耳に入った空気の振動は、外耳道を通って鼓膜を震わせ、中耳にある耳《じ》小骨《しょう》（ツチ骨・キヌタ骨・アブミ骨）に伝わります。この耳小骨で、空気の振動が20倍以上に増幅されます。ここまでの第一の経路を伝音系と呼びます。

次に、耳小骨で増幅された空気の振動は、内耳の蝸牛《かぎゅう》に伝わり、その内部を満たしているリンパ液をゆらします。すると、蝸牛の中にある有毛細胞が、リンパ液のゆれを感知して電気信号を発します。この電気信号が聴《ちょう》神経を通じて大脳に送られ、音として認識されるのです。この第二の経路を感音系と呼びます。

耳の構造と働き

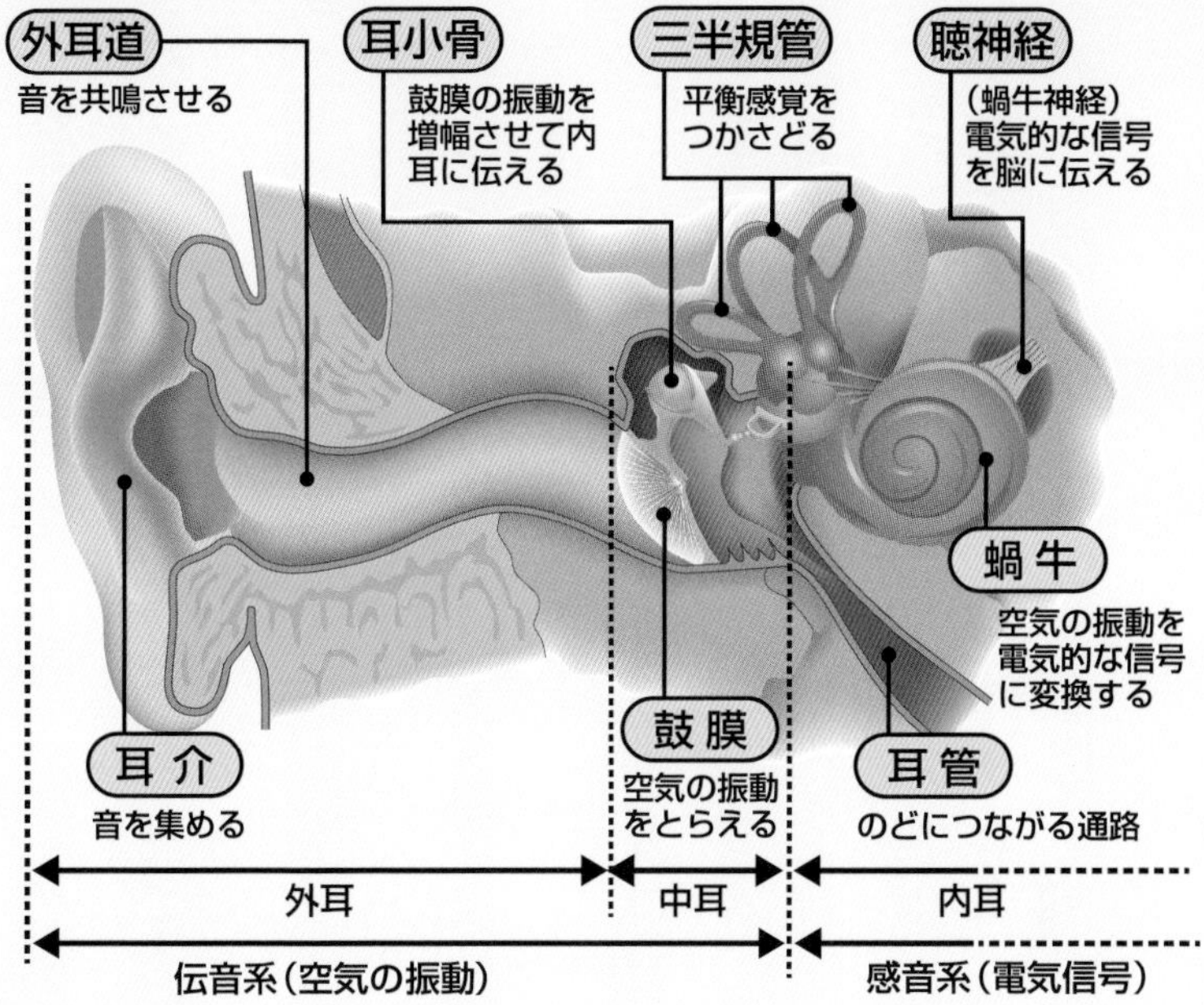

耳の構造は、伝音系と感音系に大別される。伝音系の障害による症状は治りやすく、感音系の障害による症状は治りにくい。

こうした伝音系、感音系のどこかに障害が起こると、耳鳴り・難聴・めまいが生じることになるわけです。

一般的に、伝音系の障害による症状は治りやすく、感音系の障害による症状は治りにくいという特徴があります。

伝音系では、物理的な音の振動の伝わり方に問題があるので、それを解消すれば症状は回復します。しかし、感音系では、音を電気信号に変える内耳や聴神経の障害によるものなので、症状はなかなか改善しません。

難聴を招く騒音の蓄積「騒音負債」はテレビの音でも日々積み重なり、聞こえがどんどん悪くなる

かつて、「睡眠負債」という言葉がブームになりました。これは、意識しない程度のわずかな睡眠不足の積み重なりが、いつしか借金のように膨れ上がり、将来的にさまざまな病気を招く原因になることを警告した言葉です。

耳鳴り・難聴・めまいなどの耳トラブルも睡眠負債で起こる可能性がありま す。しかし、**耳トラブルで注意しなければならないのは、むしろ、日常生活の中で耳を騒音にさらすことで受けるダメージの長期的な蓄積のほうです。これは、まさに騒音の積み重なりであり「騒音負債」といってもいいでしょう。**

耳がダメージを受けるのは、イヤホンのボリュームを大きくして音楽を聴いたようなときだけではありません。たとえ騒音と感じなくても、一定以上の大きさの音に長く耳がさらされると内耳に障害が起こることがあります。こうして起こる難聴を「騒音性難聴」と呼びますが、音を電気信号に変換して脳に伝える内耳《ないじ》の有毛細胞がダメージを受け、その一部が回復不能となってしまうのです。

身のまわりの騒音に注意

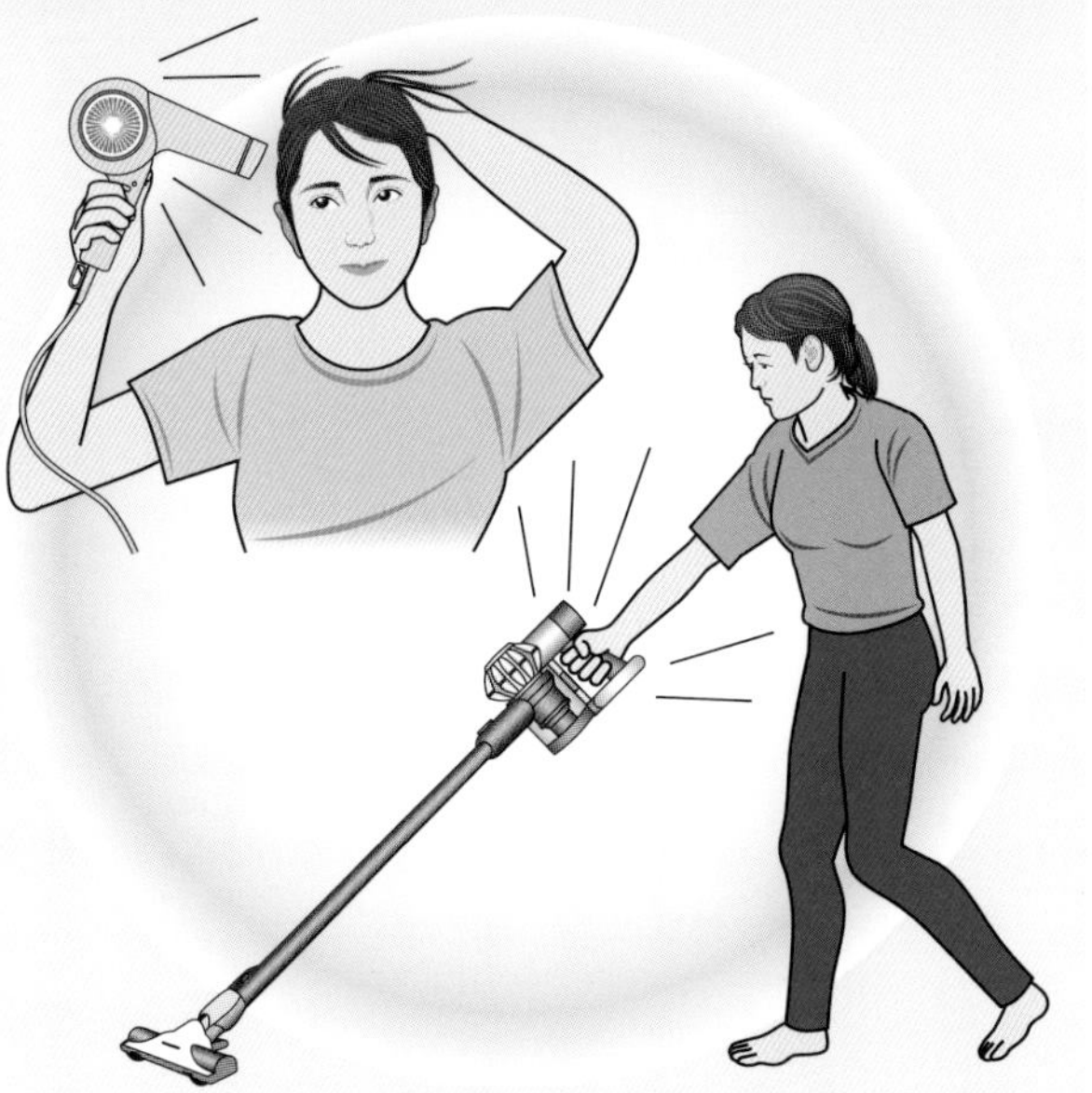

ヘアドライヤーの音は100デシベルと大きく、耳に近づけて使用するのは危険。掃除機も、毎日長時間使っていると騒音負債の原因になる。

騒音負債の原因は、私たちの身のまわりにたくさんあります。中でも、気をつけなければならないのはヘアドライヤーと掃除機でしょう。

デシベル（音の大きさ）でいうと、ヘアドライヤーの音は100デシベル、サイクロン式掃除機の音は90～95デシベルです。**WHO（世界保健機関）が定める一日当たりの音圧レベルの許容基準によると、101デシベルで約18分間、95デシベルで75分間となっています。この許容時間を超えると、耳がダメージを受けて騒音性難聴になる危険性が高くなります。**

ほかにも、大ボリュームのテレビの音声、パチンコ店の店内の音、トラクターのエンジン音なども騒音負債の要因になるので要注意です。

聞こえの悪さを放置すると脳の言語系領域が衰えて感情的になり、認知症に加え不眠・うつまで招く

最近の研究で、難聴を放置していると認知症にかかりやすくなることが判明しています。**音は、最終的に脳で認識されることで生まれます。そのため、聞こえが悪くなると音による刺激が減り、認知機能が衰えやすくなるのです。**

さらに、難聴は、脳のさまざまな部位を衰えさせ、認知症以外に不眠やうつなどの心の不調を招くこともあるので気をつけなければなりません。

そもそも、脳に送られる音の情報は、複雑な経路をたどって認識されます。**聴神経《ちょう》を通って脳に到達した音の情報は、脳幹を通って視床に届きます。この視床は脳の玄関口のようなもので、ここから音の情報は「①感情系ルート」と「②言語系のルート」へ同時に分かれて認識されるのです。**

まず、感情系ルートは、動物が共通して持つ原始的な大脳辺縁系に直結する経路で、送られてきた音を「快」「不快」、「好き」「嫌い」と直感的に判断します。不快な騒音、好きな音楽といった認識は感情系ルートによるものです。

次に、言語系ルートは大脳皮質のウェルニッケ野に通じる経路で、音の情報に含まれる言葉を認識します。そして、最終的に感情系ルート、言語系ルートの情報は統合され、感情だけでなく論理や理性を伴った人どうしのかかわりが可能になるのです。とりわけ、言語系ルートの脳の働きは、人が人たるゆえんともいえるでしょう。

しかし、**聞こえが悪くなって脳への刺激が減ると、感情系ルートが過剰に働き、理性を失って心の不調が起こりやすくなります。その結果、不眠などの睡眠障害や、抑うつ気分に悩まされるようになるのです。**

脳の正常な働きを保つためにも、聞こえの悪さを放置してはいけません。

難聴の放置は不眠・うつも招く

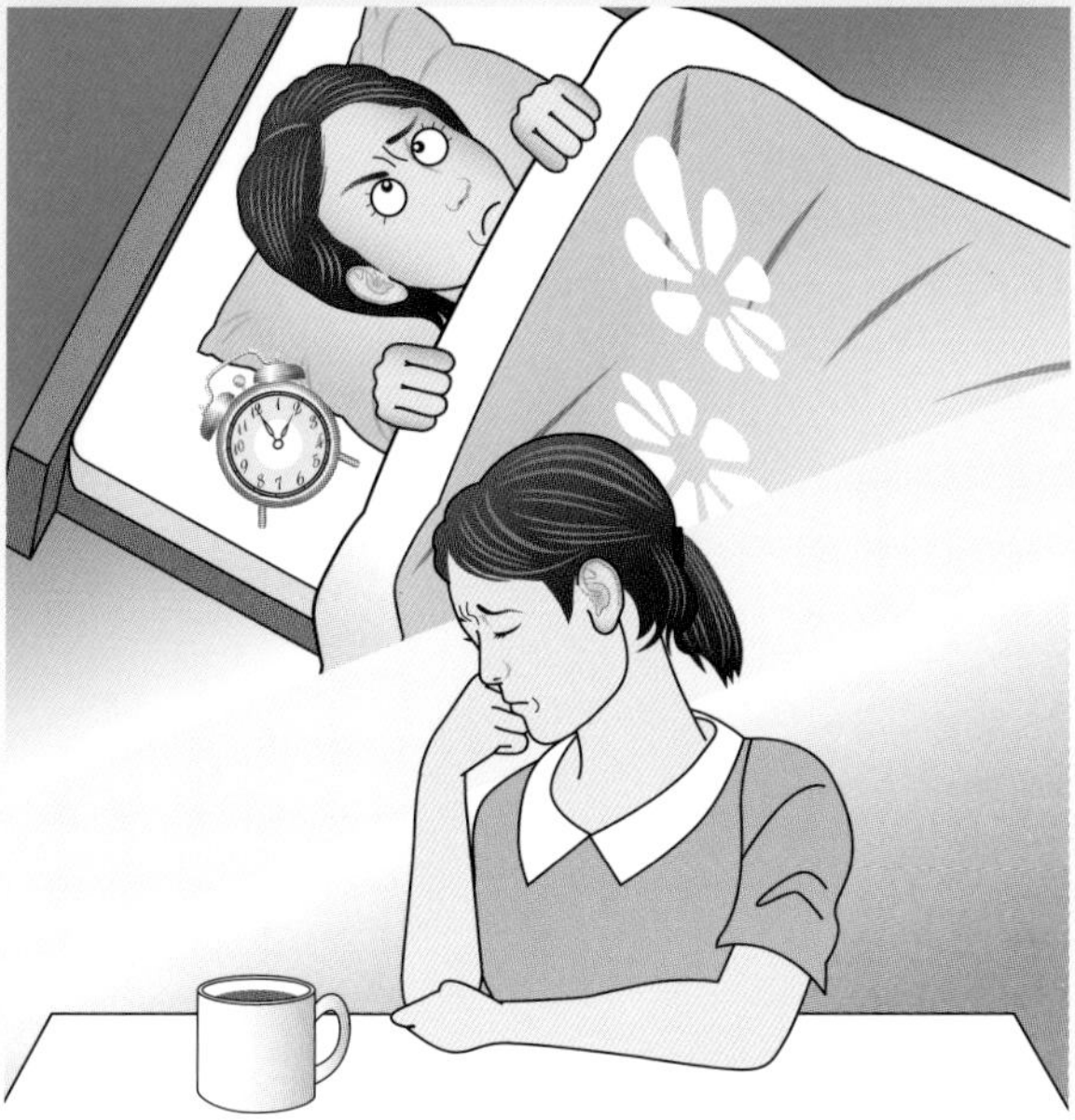

難聴を放置していると、やがて脳が衰え、不眠やうつに悩まされることがある。聞こえが悪く、以前よりも感情的になりやすい人は要注意。

聞こえが悪くなるとほうれい線まで目立ちだすが、1分体操で中耳の筋肉をほぐせば見た目も若やぐ！

「聞こえの悪さが、見た目にも悪影響を及ぼしますよ」といわれたら、あなたはどう思いますか。

耳から入ってきた音を脳がノイズ（雑音）と判断すると、中耳《ちゅうじ》にある「アブミ骨筋」が作動して、その音が内耳に届かないようにします。アブミ骨筋は表情をコントロールする顔面神経に支配されているため、緊張して表情が硬くなっているとアブミ骨筋も硬くなり、相手の声が小さく聞こえることもあります。

難聴になると、**アブミ骨筋は拒絶すべきノイズを正常に判断できなくなるので、騒々しいところでの会話がおっくうになりがちです。また、難聴をほうっておくと本来のアブミ骨筋の緊張状態が損なわれて表情筋がゆるみ、ほうれい線がくっきり出てしまうといった美容上の問題が生じることもあります。**

本書で取り上げる1分体操などでアブミ骨筋の働きを回復させ、表情筋を引き締めましょう。耳の健康維持は、見た目の若返りにも通じるのです。

第3章

冷えや血流不足による耳鳴り・聞こえにくさが改善！血流を促し中耳の硬直を取る「1分リズム耳つまみ」

国際医療福祉大学
医学部耳鼻咽喉科教授
中川雅文

耳は肝臓や腎臓と同様に大量の血液が必要な臓器で、冷えで血流が滞ると内耳の機能が衰えやすい

「耳も臓器の一つ」で、肝臓や腎《じん》臓などの臓器と同じように、大量の血液を必要とします。**特に内耳《ないじ》は、常に新鮮な血液が流れていなければなりません。**

内耳には、音を電気信号に置き換える外有毛細胞と、電気信号を選別して脳に届ける内有毛細胞の二つの感覚受容細胞があり、リンパ液の中で海藻のように毛を漂わせています。どちらも内耳の蝸牛《かぎゅう》と呼ばれる部位にあり、外有毛細胞は3列で1万5000個、内有毛細胞は1列で2500個が並んでいます。

外有毛細胞は、音の周波数に応答するように極めて高速で振動するためエネルギー消費量も多く、血液による酸素と亜鉛などの栄養素がたくさん必要です。また内耳のリンパ液は、一定の圧と濃度で保たれないと有毛細胞の毛が正しく働かないため、気圧の変化や脱水によって聞こえが悪くなることがあります。めまい発作は、リンパ液のバランスが急激に変化したときに生じます。

耳の血流は、第二の心臓と呼ばれるふくらはぎの筋肉（腓腹《ひふく》筋）の伸び縮みに

有毛細胞が酸素、栄養を大量に消費する

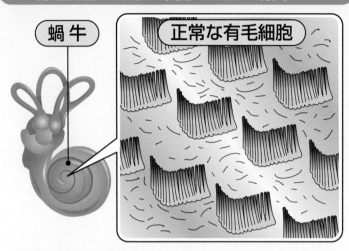

音を電気信号に変換する要所となる内耳の蝸牛の中にある有毛細胞。この細胞は、1秒間に最高2万回も振動するため、常に多くの酸素、栄養を必要とする。

よる血液のポンプ作用で確保されます。心臓より高い位置にあり側頭骨で覆われた内耳は、心臓のポンプ機能だけでは十分な血液が供給されないのです。

足が冷えると、ふくらはぎの筋肉がこわばり、内耳の血流が悪化します。特に冬場は、レッグウォーマーやカイロで足の冷えを防ぎましょう。

高齢者に注意してほしいのが、フレイルです。フレイルとは、加齢とともに胃腸の働きが弱まり、肉や魚を食べても十分にたんぱく質を吸収できず、筋肉が徐々にやせてしまう現象です。**たんぱく質が不足してふくらはぎの筋肉がやせると、耳トラブルにつながります。**そうしたことも頭に入れて、ふだんから運動やストレッチ、たんぱく質の摂取を心がけてください。

耳鳴りの原因は難聴だけではない！首冷えによる耳鳴りはネックウォーマーで解消しよう

耳鳴りの原因は、ほとんどが難聴です。

耳（アンテナに相当）の調子が悪くなり、脳（テレビ画面に相当）で**ノイズ（雑音）**を拾ってしまうのが、耳鳴りのメカニズム。アンテナを修理するように補聴器で聞こえのバランスを整えてやることで、ほとんどの耳鳴りは解消します。

しかし、そうした耳の不調とは全く関係ないタイプの耳鳴りもあります。それは、**首の冷えや歯ぎしり、頭痛が原因で生じる耳鳴りです。めまい感や頭痛を伴うこともあります。こうした耳鳴りは「体性《たいせい》耳鳴り」と呼ばれています。**

体性耳鳴りの対策は、シルクの寝床用のネックウォーマーを着用する、マウスピースを使う、頭痛は我慢せずしっかり頭痛薬を使うといった方法です。海外では、ブロック注射、神経変調療法、耳鳴り用のレーザー光や赤色ＬＥＤの照射といった治療法を行うこともありますが、国内*ではほとんど行われていません。

常に外気にさらされている首や耳は、特に冷えやすい部位。**冷えのセルフケア**

としておすすめなのは、39度C程度の湯に30分間つかる半身浴（112～113ジペー参照）です。炭酸ガス系の入浴剤を併用すると効果がアップします。

首や耳など体が冷えないように注意し、良質の睡眠をたっぷり取ることが大切です。寝るときは、ネックウォーマーを（歯ぎしりのある人はマウスピースも）着用しましょう。

このように、耳以外が原因で生じる耳鳴りには、意外なアプローチが功を奏することもあるのです。ぜひ試してみてください。

耳や首を冷えから守ることが大切

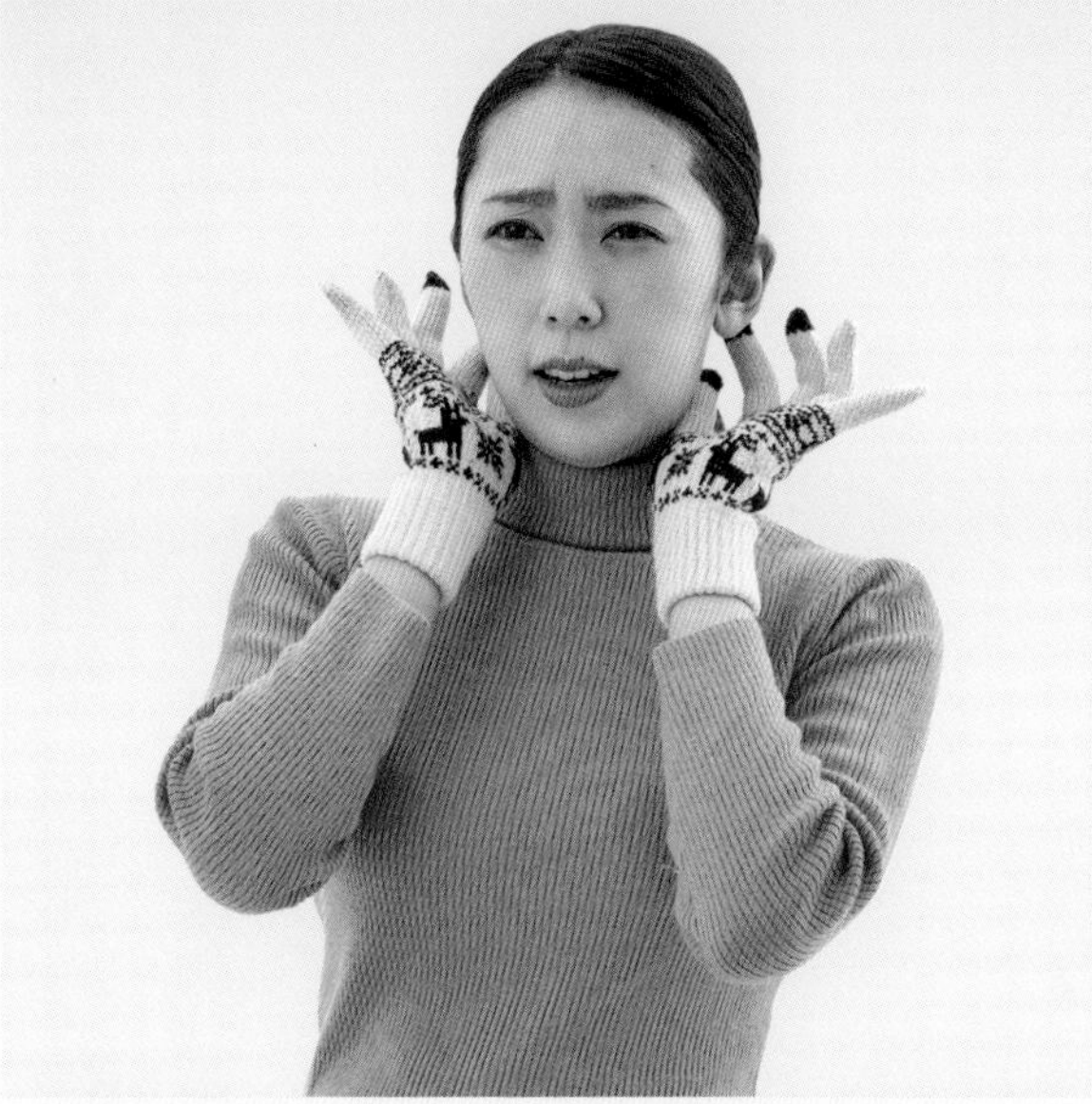

冬場に外出するさいは内耳の血流不足を防ぐために、帽子やマフラーを着用して耳・首を冷やさないようにしよう。

＊治験として大学病院などで実施していることもあります。最先端の治療に関心がある人は、インターネットなどに掲載される治験モニター情報などにアンテナを張っておくといいでしょう。

やったその場で耳が温まり聞こえにくさも耳鳴りも改善！　中耳のこわばりを取る「1分リズム耳つまみ」

耳には、聴《ちょう》神経、顔面神経、三叉《さんさ》神経、迷走神経（自律神経系の一つ）が密集しています。これらの神経のいずれか一つでもバランスを失うと4神経のバランスが乱れ、耳鳴りやめまい感、聞こえにくさなどの耳トラブルが起こります。

実は、耳の周囲の皮膚を適度に刺激することで4神経の働きを調節し、耳トラブルの症状を和らげることが可能なのです。その方法が、私が考案した「1分リズム耳つまみ」。これは私が患者さんに指導している「耳トレ」の一つです。

1分リズム耳つまみのポイントは、耳引っぱり。耳を引っぱることで、外耳道《がいじ》から鼓膜まで全体に物理的な刺激を与えます。外耳道に集中している顔面神経、三叉神経、迷走神経をストレッチすることで神経を活性化させて、それらの神経が支配している筋肉のこわばりを和らげることを目的に考案した体操です。

やり方は、とても簡単。片手で頭越しに反対側の耳（右手なら左耳、左手なら右耳）をつまみ、キュッキュッとリズミカルに引っぱる動作を左右の耳それぞれ

にくり返し行うだけです（くわしいやり方は44〜48ページの図解参照）。

1分リズム耳つまみを行うと、すぐに耳がポカポカと温かくなるのを実感できるでしょう。これは、耳を引っぱることで顔面神経などが刺激され、周囲の血流が改善したためです。耳の皮膚の血流改善は結果として側頭部や内耳全体の血流の改善につながります。

外耳道や鼓膜がゆすられることで、耳小《じしょう》骨やアブミ骨筋にまでその刺激が行き渡り、その結果、耳の不調の回復につながるのだと考えています。1分リズム耳つまみは、加齢に伴う外耳道のたるみの回復や耳垢《あか》の自然な排出を促す効果も期待できます。ぜひ毎日1回、行ってみてください。

上方と後方にそれぞれ引っぱる

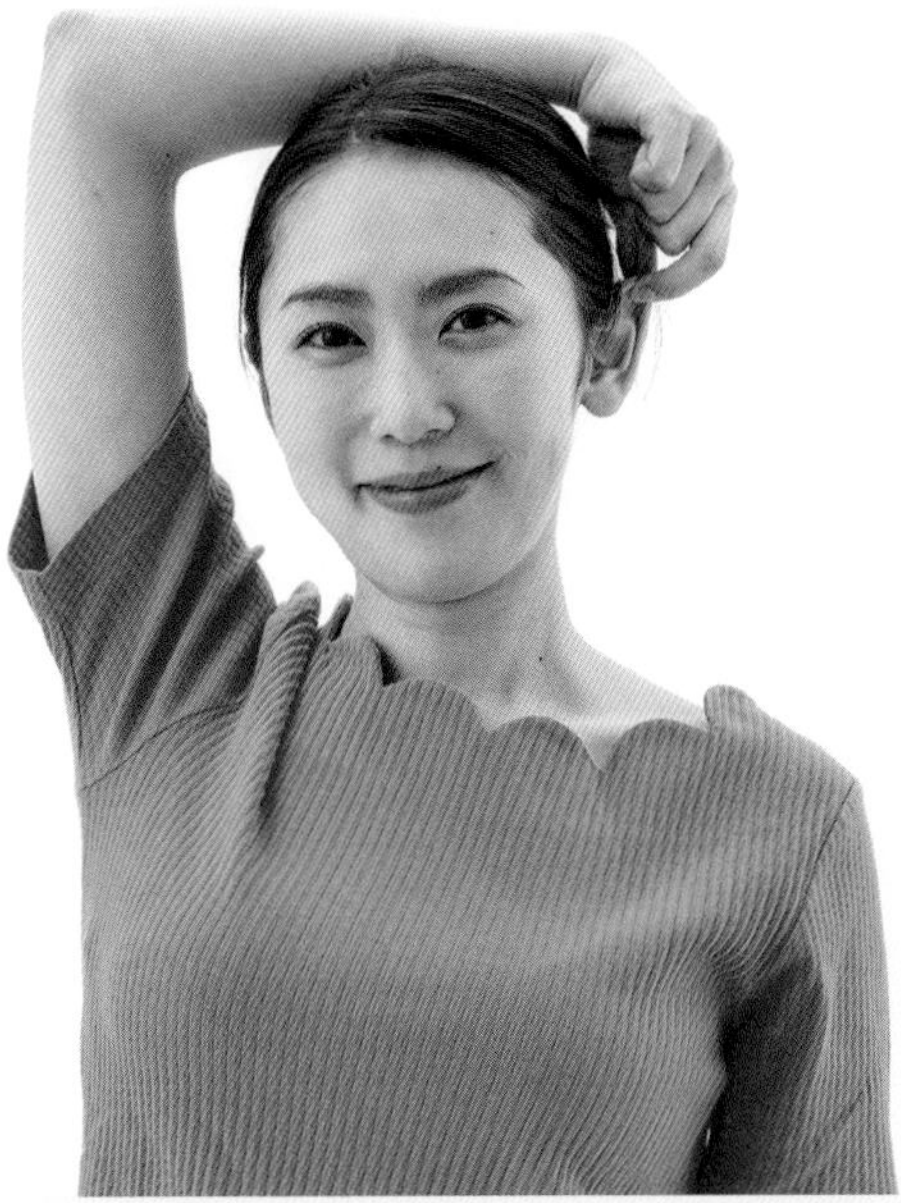

1分リズム耳つまみは上方と後方にそれぞれ30秒間、リズミカルに耳を引っぱるだけ。引っぱる方向を変えることで、内耳まで刺激が伝わる。

耳トレ 1

1分リズム耳つまみ

1セット 1 分

体操の効果

耳を引っぱることで耳介、外耳道、鼓膜、側頭筋、側頭頭頂筋、そして胸鎖乳突筋への適度な刺激が加わるため、耳全般の機能を整えてくれる効果が期待できる。

全体の流れ

イスに座って背すじを伸ばし、リラックスする。床に座って行うのもOK！

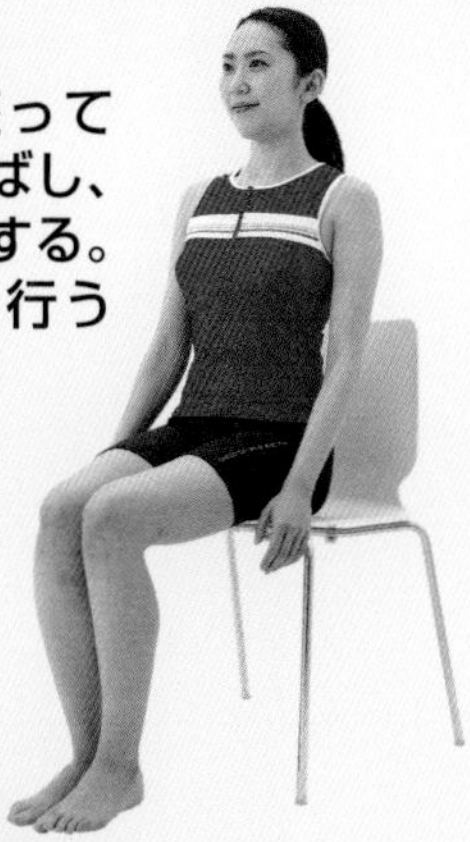

耳をつまんで引っぱる方向

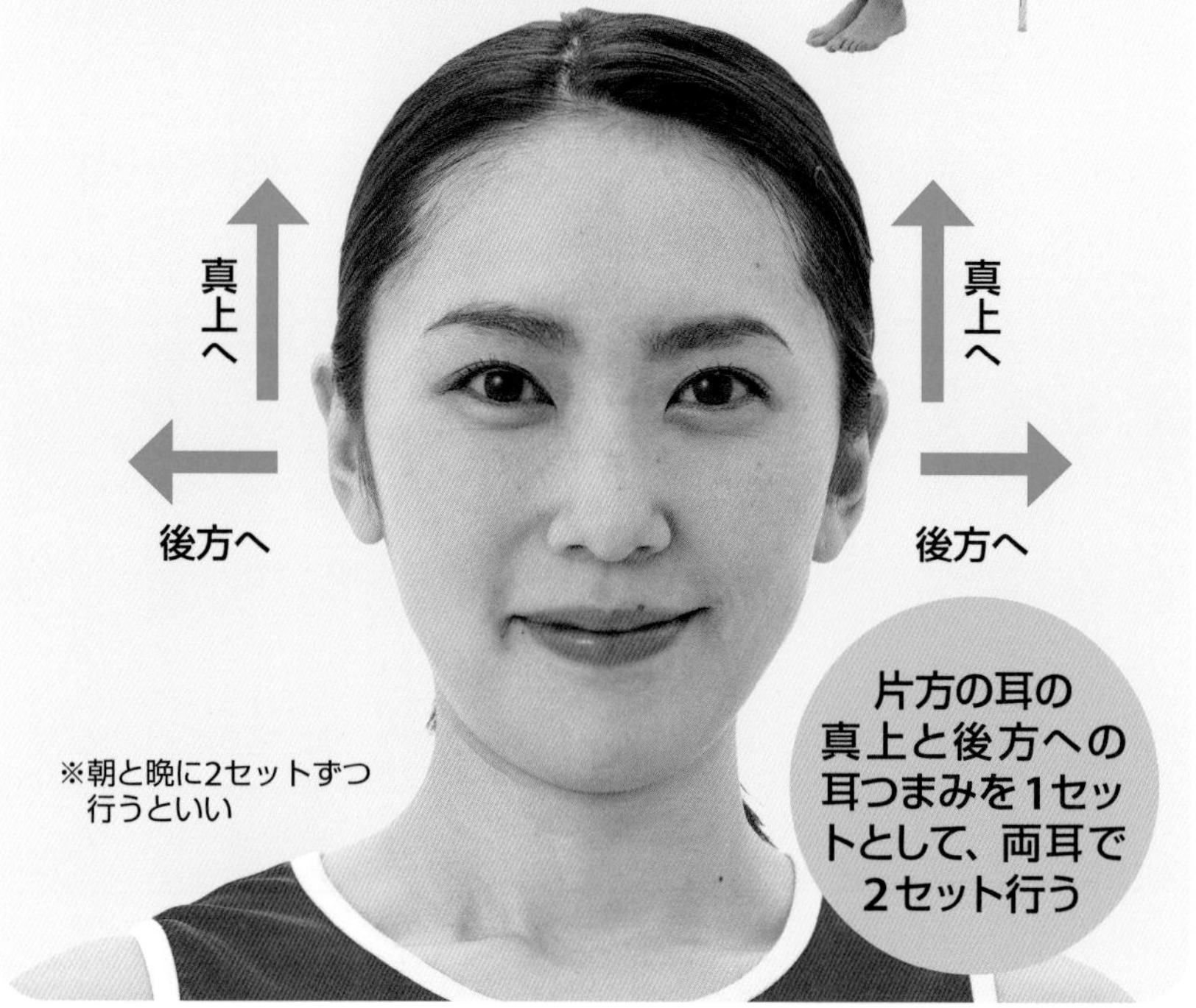

※朝と晩に2セットずつ行うといい

片方の耳の真上と後方への耳つまみを1セットとして、両耳で2セット行う

真上への耳つまみ 左耳 スタート

30秒

左耳を真上へ！

❶

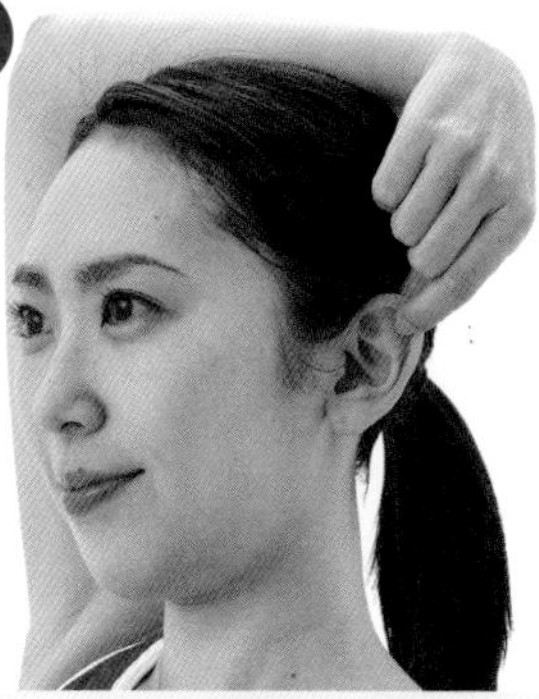

左耳と反対側の右手を頭の上から回して、左耳の上端を軽くつまむ。

❷

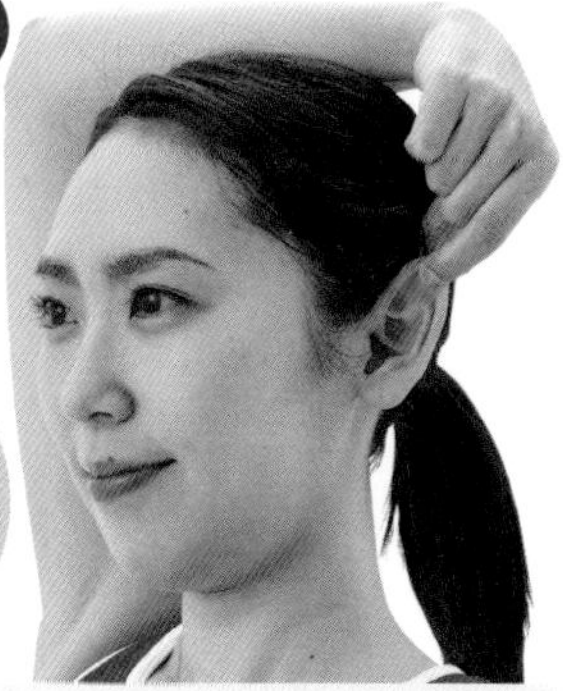

つまんだ左耳を真上へ軽く引き上げる。無理に引き上げるのではなく、ほどよい力加減で上へ引っぱるのがコツ。

❸

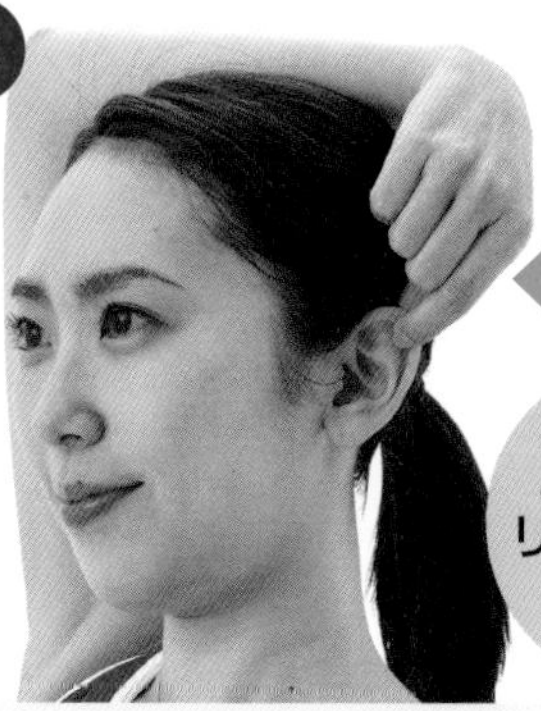

30秒間 リズミカルにくり返す

真上へ引き上げた左耳をもとに戻す。

❷❸をキュッキュッとリズミカルに30秒間くり返す。

1分リズム耳つまみ

1セット1分

30秒 後方への耳つまみ 左耳

左耳を後方へ！

❶

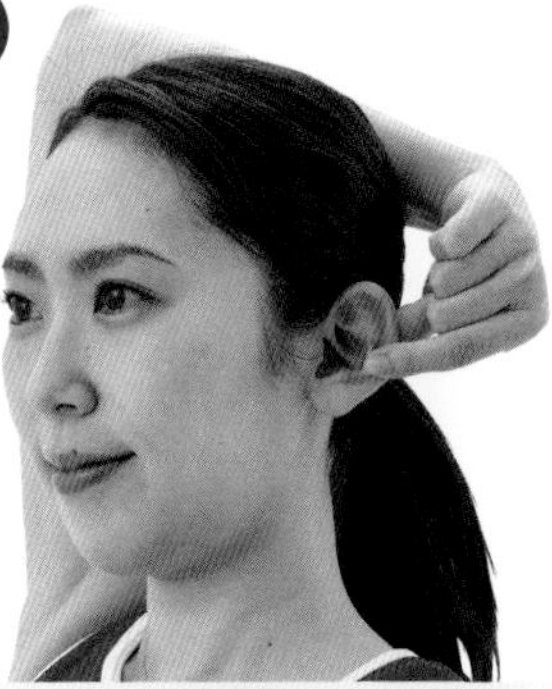

つまむ位置を左耳の横へ移す。左耳の横端を右手の指で軽くつまむ。

❷

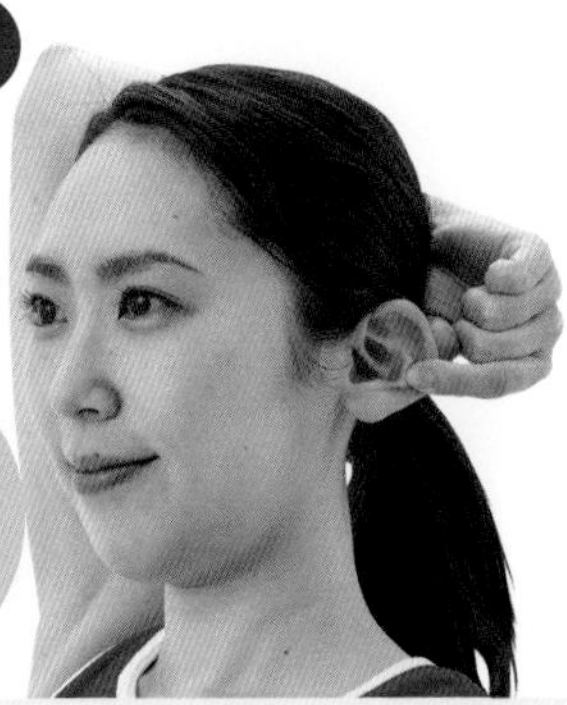

つまんだ左耳を後方へ軽く引っぱる。無理に引っぱるのではなく、ほどよい力加減で後方へ引っぱるのがコツ。

❸

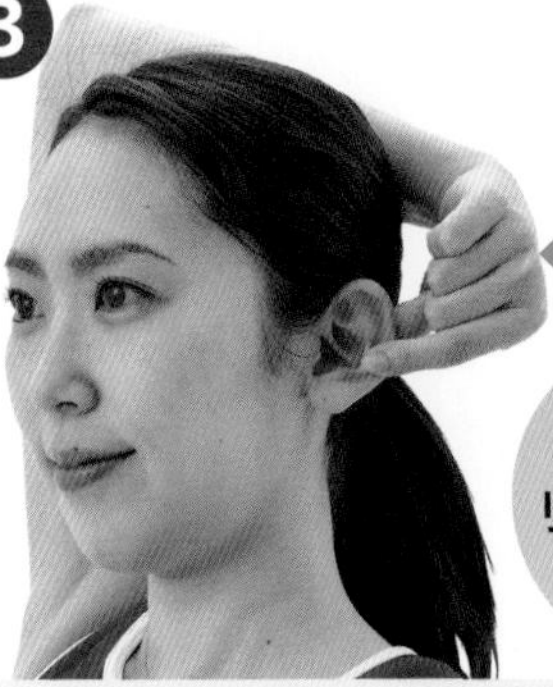

30秒間
リズミカルにくり返す

後方へ引っぱった左耳をもとに戻す。

❷❸をキュッキュッとリズミカルに30秒間くり返す。

30秒　真上への耳つまみ　右耳　スタート

右耳を真上へ！

❶

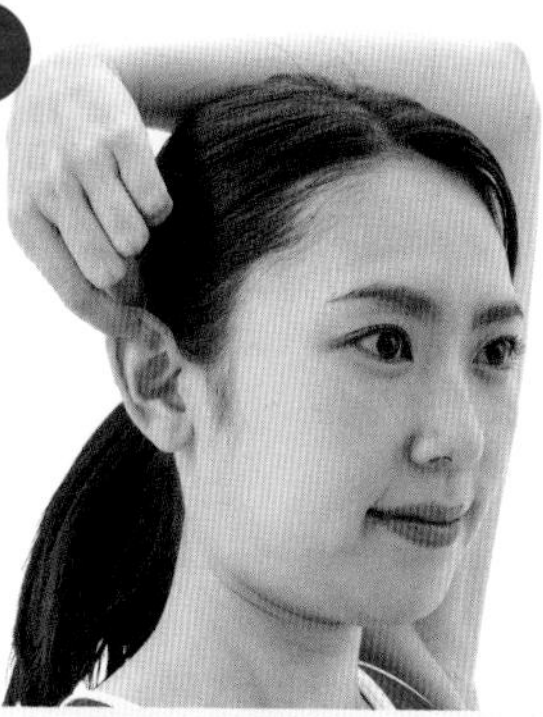

右耳と反対側の左手を頭の上から回して、右耳の上端を軽くつまむ。

❸

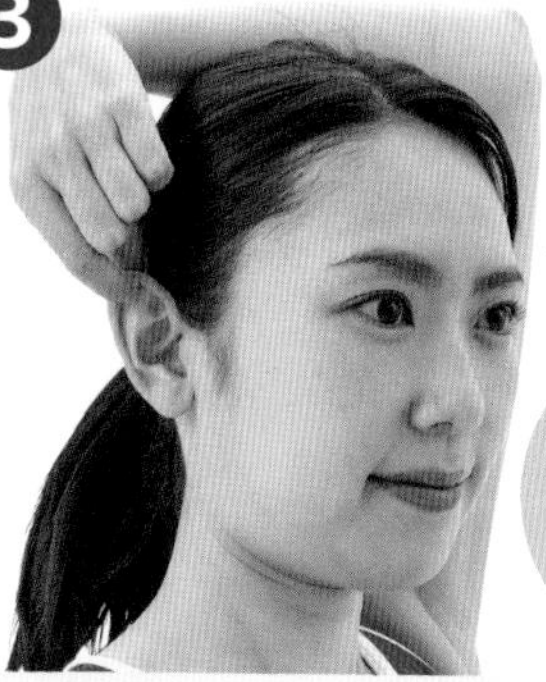

❷

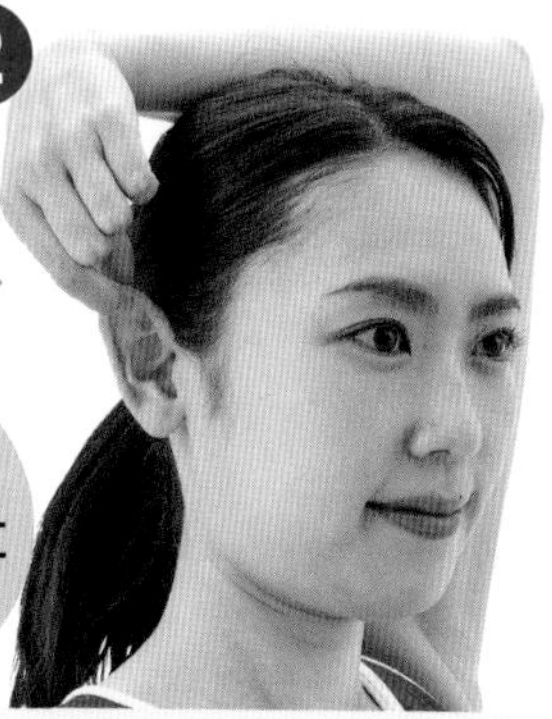

30秒間
リズミカルにくり返す

真上へ引き上げた右耳をもとに戻す。

❷❸をキュッキュッとリズミカルに30秒間くり返す。

つまんだ右耳を真上へ軽く引き上げる。無理に引き上げるのではなく、ほどよい力加減で上へ引っぱるのがコツ。

耳トレ ❶

1分リズム耳つまみ

1セット1分

30秒 後方への耳つまみ 右耳

右耳を後方へ！

つまむ位置を右耳の横へ移す。右耳の横端を手の指でつまむ。

ポイント

- つまむ位置や引っぱる方向を変えて、聞こえがよくなるやり方を探すといい
- 真上と後方への耳つまみ1分間を1セットとして、左右の耳で2セットを朝と晩に行う

❶

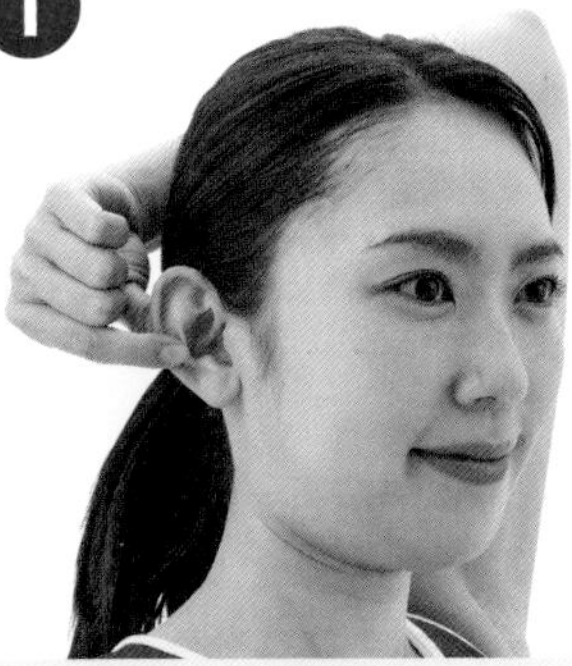

❷

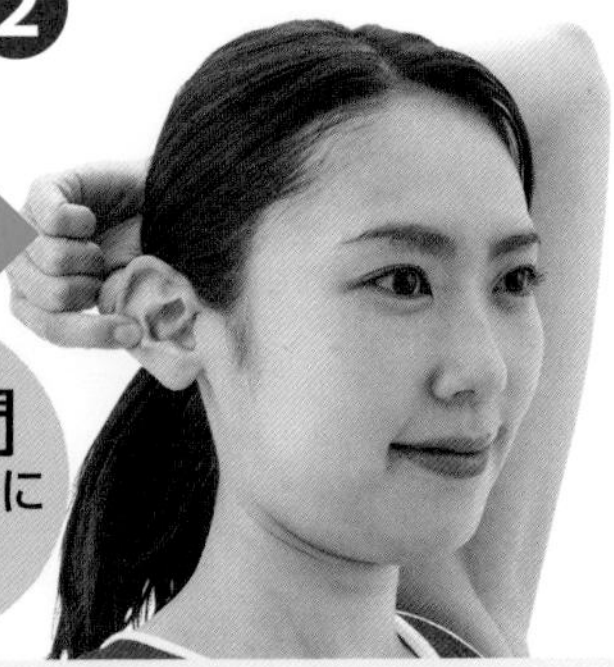

つまんだ左耳を後方へ軽く引っぱる。無理に引っぱるのではなく、ほどよい力加減で後方へ引っぱるのがコツ。

30秒間 リズミカルにくり返す

❸

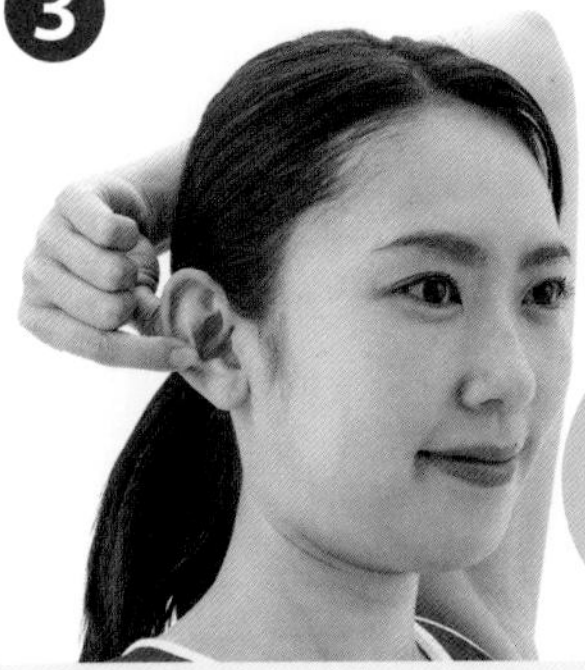

後方へ引っぱった耳をもとに戻す。

❷❸をキュッキュッとリズミカルに30秒間くり返す。

1分リズム耳つまみで耳をほぐせば血流がよくなり、外耳道のたるみが和らぎ聞こえもスッキリ！

前ページでやり方を紹介した「1分リズム耳つまみ」は、耳介《じかい》（外に飛び出した音を集める耳の器官）を心地よい加減でつまんで、真上へ、後方へとリズミカルに引っぱることをくり返す「耳トレ」です。

1分リズム耳つまみを行えば、外耳《がいじ》道の皮膚がゆすられ、鼓膜も適度に刺激を受けます。また、側頭筋や側頭頭頂筋、耳介筋、さらには耳介を上に引っぱることで胸鎖乳突筋《きょうさにゅうとつきん》へもその刺激が働きかけます。

指で軽くつまむこととリズミカルに耳介を動かすことで、皮膚の下に隠れている侵害受容器に刺激が加わり、顔面神経、迷走神経、三叉《さんさ》神経といった**顔や耳の周囲に分布している神経の興奮や耳周囲のこりを和らげてくれる、そんな耳全般に対してのコンディショニング的な効果が期待できます。**

年齢を重ねるとともに、外耳道や耳介は重力の影響もあって少しずつ垂れ下がってきます。また、難聴が進むことで耳を支えている耳介筋や側頭頭頂筋という筋肉がこわばったりたるんだりしてきます。外耳道の形状の変化や耳介筋・側頭頭頂筋のこわばりが進むと、音の響きにも悪影響を及ぼしはじめるのです。

実際、1分リズム耳つまみを行って、外耳道の形状の変化や耳介筋・側頭頭頂筋のこわばりを和らげることで、「音がクリアに聞こえる」「聞こえにくさが和らいできた」といった声も多く聞かれます。

　もちろん、効果には個人差があります。すぐに効果を体感できる人もあれば、毎日続けているうちに実感される人もいます。

　毎日続けることで、耳介の柔軟性を取り戻すことができれば、雑音にわずらわされない、よく聞こえる耳へと変わっていくことでしょう。

毎日続ければ聞こえが改善！

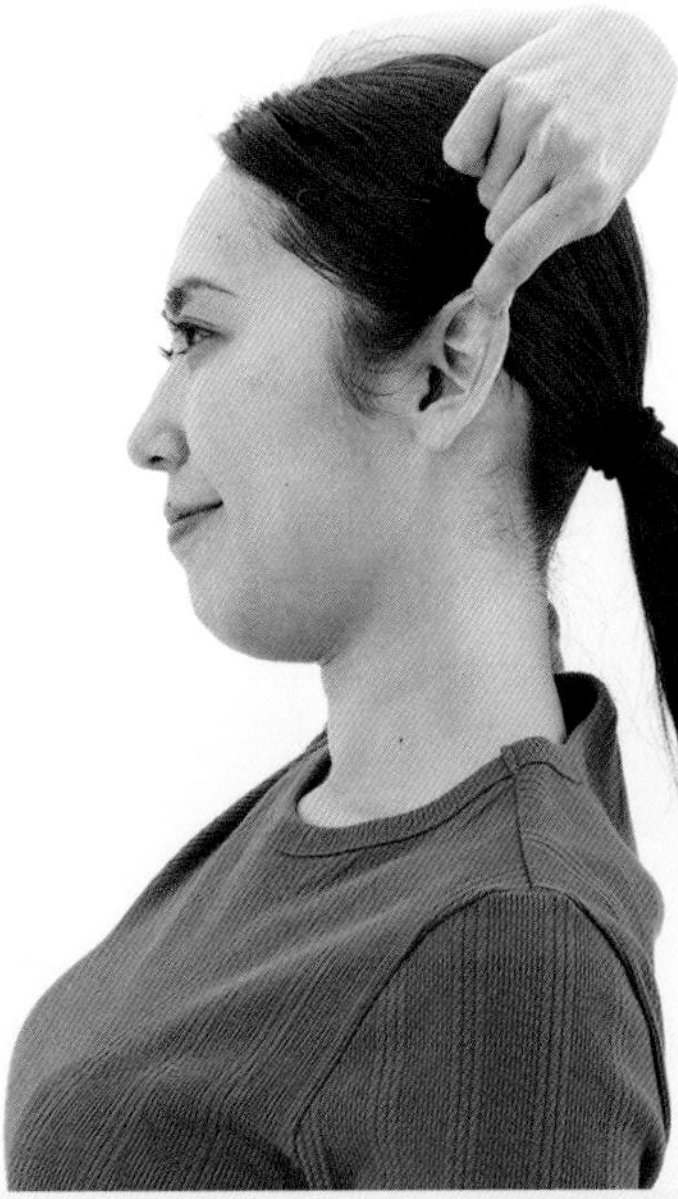

　基本的に１分リズム耳つまみの効果は、一時的なものだが、継続的に行うことで長期的な聞こえの改善が期待できる。毎日続けることが大切。

耳鳴りを和らげる急所が耳裏にあり、わずか1分の「耳裏ほぐし」で内耳の血流はぐんと促される

耳トレの第二は、耳ストレスを一気に解決できる「耳裏ほぐし」です。

ポイントは、3本（人さし指・中指・薬指）の指を使って、左右の耳の裏にある骨の出っぱりのポイントを、心地よく感じられる強さで1分間なでるようにほぐす体操です。くわしいやり方は、52〜53ページの図解を参照してください。

重要なのは、ほぐすポイントを胸鎖乳突筋《きょうさにゅうとつきん》のつけ根に定めること。胸鎖乳突筋は鎖骨から耳の後ろに向かう筋肉で、耳の裏にこの筋肉の付着部があります。ここをほぐせば胸鎖乳突筋の緊張が和らぎ、耳ストレスが改善していきます。

耳裏ほぐしは入浴中の湯船の中で、あるいは入浴後のリラックスタイムに、のんびりゆったりと行うのがいいでしょう。**入浴で体が温まっているときに行うことで、さらなる血流改善効果が期待できます。**

耳裏ほぐしは、1分リズム耳つまみとセットで行ってください。これら2種の耳トレを習慣的に行うことで首の血管をしなやかにする効果も期待できます。

1分耳裏ほぐし

1セット1分

体操の効果

胸鎖乳突筋のつけ根は耳への血流の急所。ここをほぐして血流を促すことで、耳トラブルの改善が期待できる。

耳裏ほぐしのポイント

首の左右には胸鎖乳突筋と呼ばれる筋肉が、鎖骨から耳の裏側にかけて走っている（真横から見ると少しふくらみがある）。この筋肉を指で上方へなぞっていくと頭蓋骨に行き当たる（ちょうど耳たぶの裏側）。ここが、耳への血流を増やす急所であり、耳裏ほぐしで「ほぐす場所」となる。

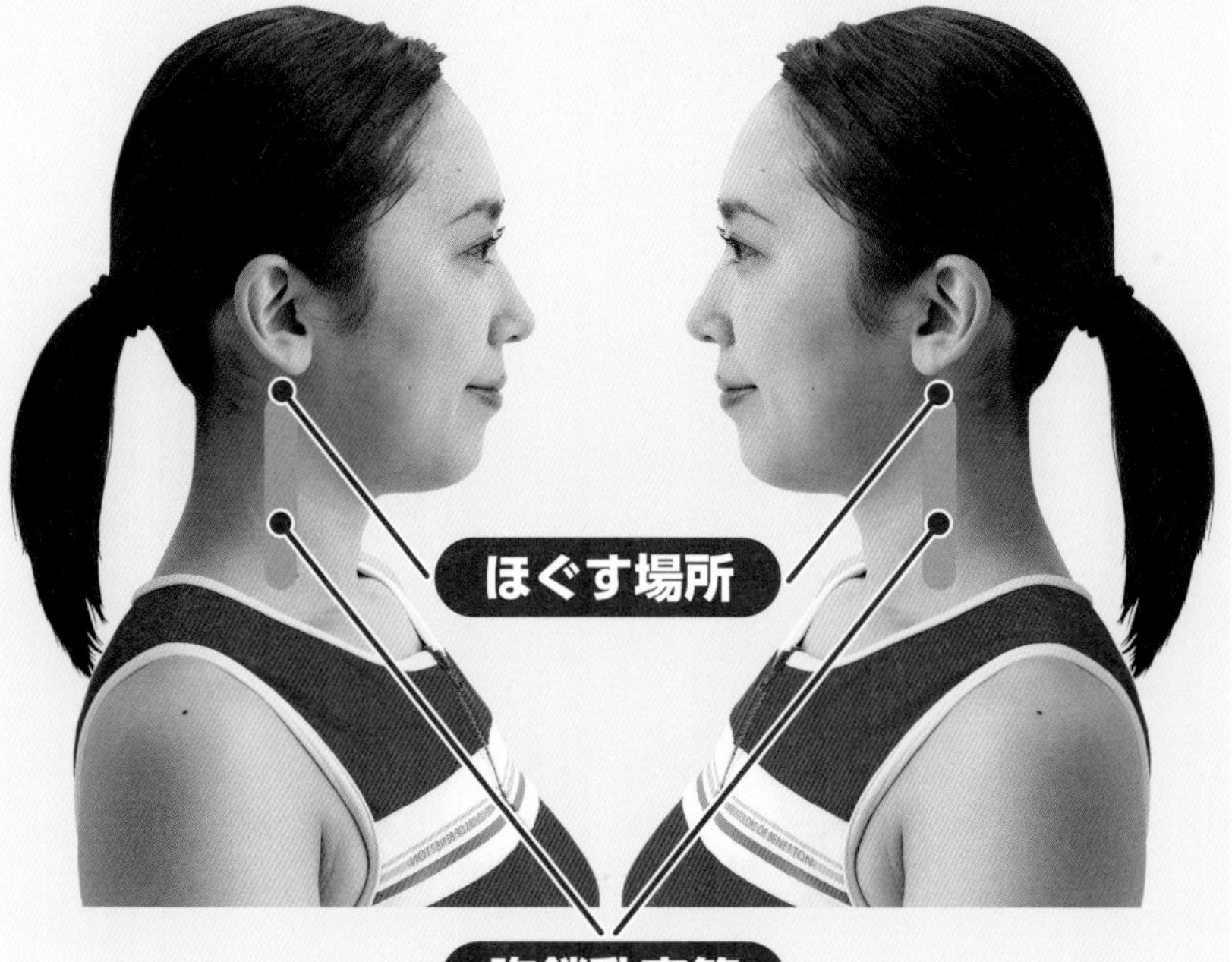

1分間 耳裏ほぐしスタート

両手の3本の指（人さし指、中指、薬指）を使って、左右の耳裏（胸鎖乳突筋のつけ根）を30秒〜1分間ほぐす。このとき、「気持ちいい」と感じる程度の強さで、なでるようにほぐすのがコツ。

入浴中や入浴後に行うと効果が高まる。

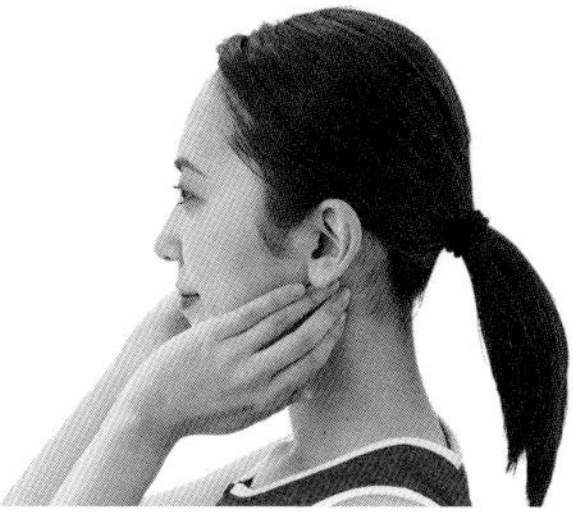

胸鎖乳突筋のつけ根に両手の3本指を当てる

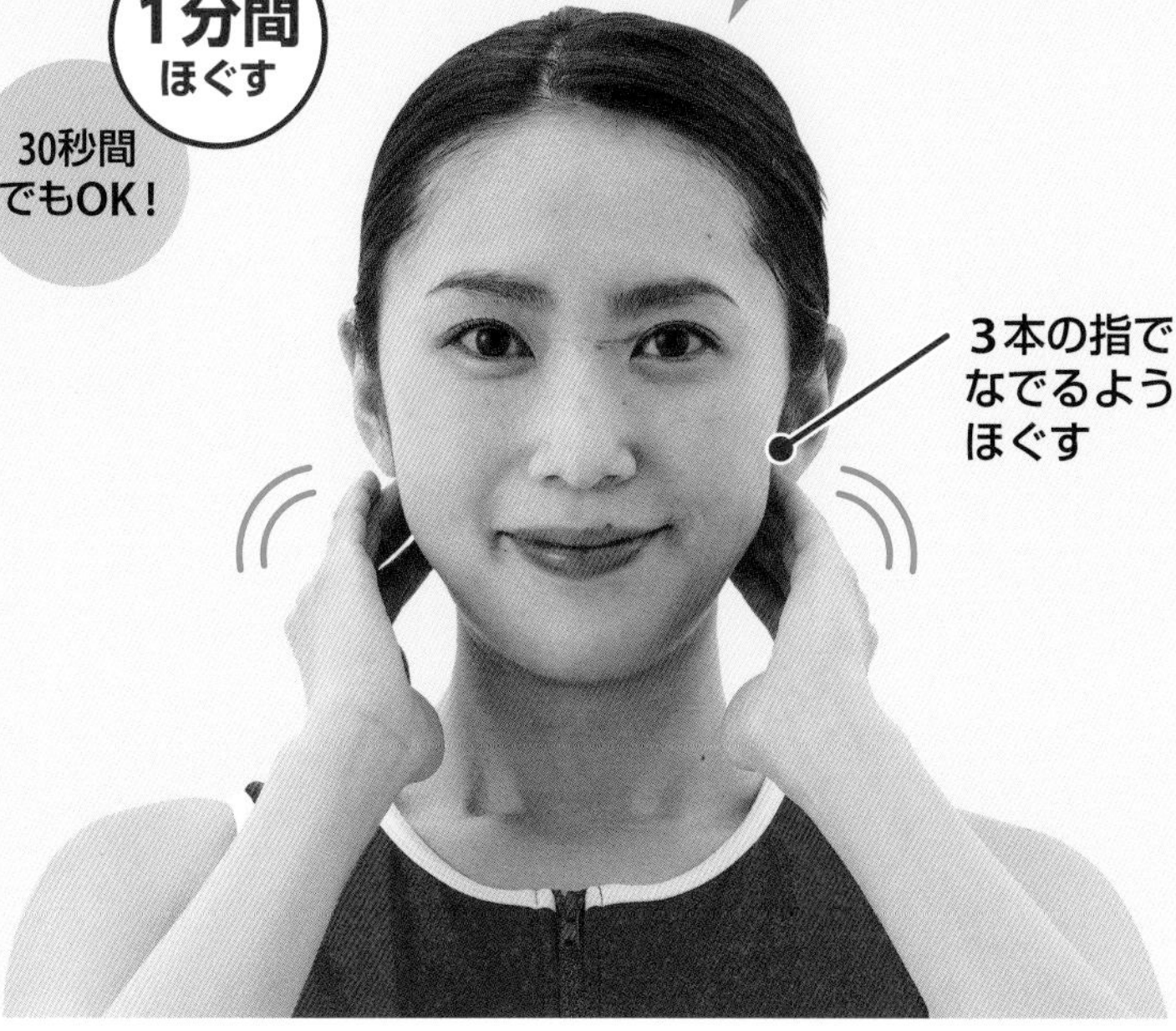
1分間
ほぐす
30秒間
でもOK！
3本の指で
なでるように
ほぐす

耳鳴り・めまい予防に効果絶大！首や肩のこりをほぐして自律神経まで整える「寝たままストレッチ」

耳鳴り、めまい、首・肩のこりといった耳や首の不調は、胸鎖乳突筋《きょうさにゅうとつきん》を効果的にストレッチすることで症状が和らぎます。そこで、おすすめしたい第三・第四の「**耳トレ**」が、２種の「**寝たままストレッチ**」です。

寝たままストレッチには「寝たまま1分首倒し」と「寝たまま1分股関節《こ》エクサ」があり、耳や首の不調に悩んでいる人は、最初の寝たまま首倒しをぜひ試してみてください。この耳トレを行えば胸鎖乳突筋をストレッチできるうえに、背中や腰もしっかり伸ばされるため、全身の血液循環を一気に改善できます。次に紹介する寝たまま1分股関節エクサと併せて行ってください。

まず、寝たまま1分首倒しは、あおむけに寝て真上を向いた姿勢から顔を右に倒して30秒間キープし、次に、左に倒して30秒間キープします。頸椎《けいつい》（首の骨）を軸にして顔を倒すこと、胸鎖乳突筋をストレッチする意識で行うことがポイントです（くわしいやり方は56～57ジペーの図解を参照）。**寝たまま1分首倒しを行えば**

寝たままやればOK

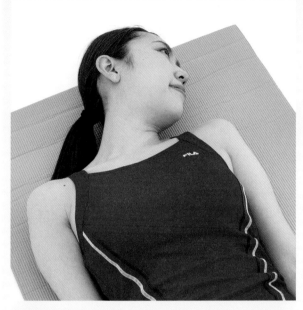

寝たままストレッチには、首・肩のこりを和らげるパターン、腰のこりを和らげるパターンの2種がある（上の写真は、寝たまま1分首倒し）。

胸鎖乳突筋だけでなく、その周辺を走る迷走神経や頸動脈（首の血管）も同時にストレッチできるので、神経伝達や血流によい効果が期待できます。

次に、寝たまま1分股関節エクサは、あおむけに寝て、両ひざを立てます。息を吐きながら、左右のひざを外側へ痛気持ちよいところまでゆっくりと開いていきます。開き切ったところで息を吸い、息を吐きながら両ひざを閉じていき、もとの姿勢に戻ります（くわしいやり方は58ページの図解を参照）。

第二の心臓であるふくらはぎの血液を心臓へ送るポンプ機能は、柔軟な股関節があって初めて効率よく働きます。座りつづけて硬くなった股関節は、1分股関節エクサでやさしくほぐしましょう。

耳トレ ❸

寝たまま1分首倒し

1セット1分

体操スタート

体操の効果

胸鎖乳突筋を寝たまま伸ばすことで首や肩のこりがほぐれ、耳への血流が促される。

基本姿勢

マットや軟らかいカーペットなどの上であおむけに寝て、顔をまっすぐ上に向け、背すじを伸ばす。全身をリラックスさせる。

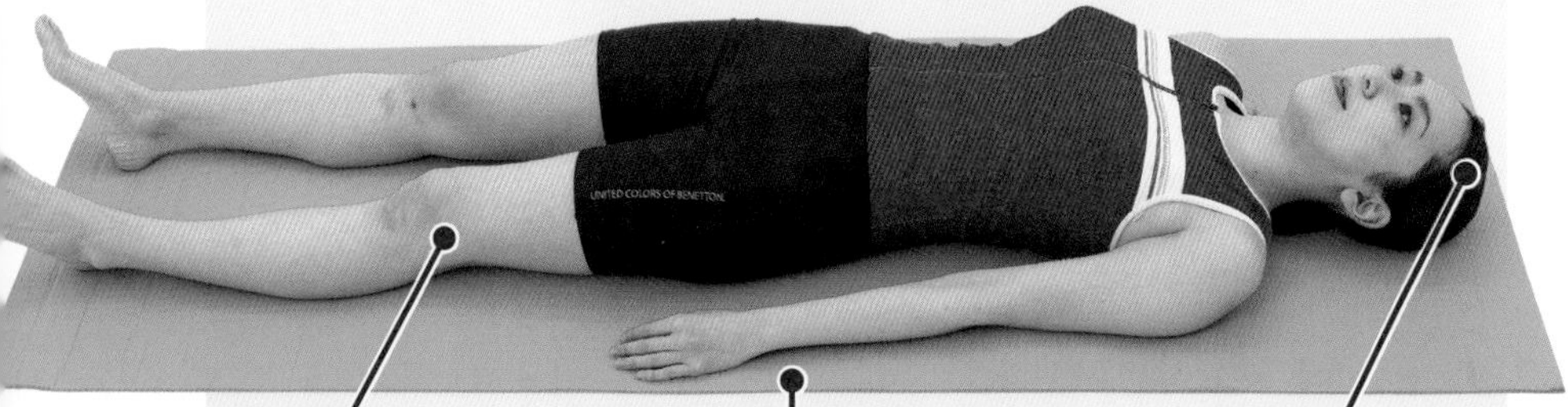

両足は
軽く開く
顔はまっすぐ
上に向ける
両手の手のひらは
床につける

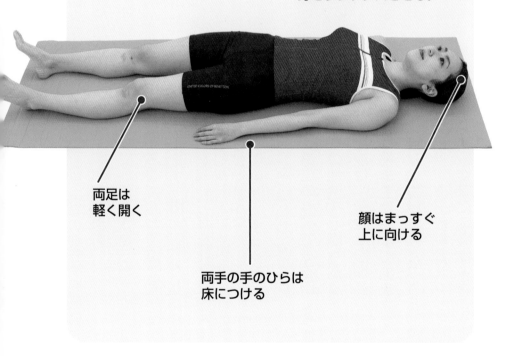

①　②　1分間　①②をくり返す

1セット＝①②1分間を
2～3セットくり返す

❶

30秒キープ

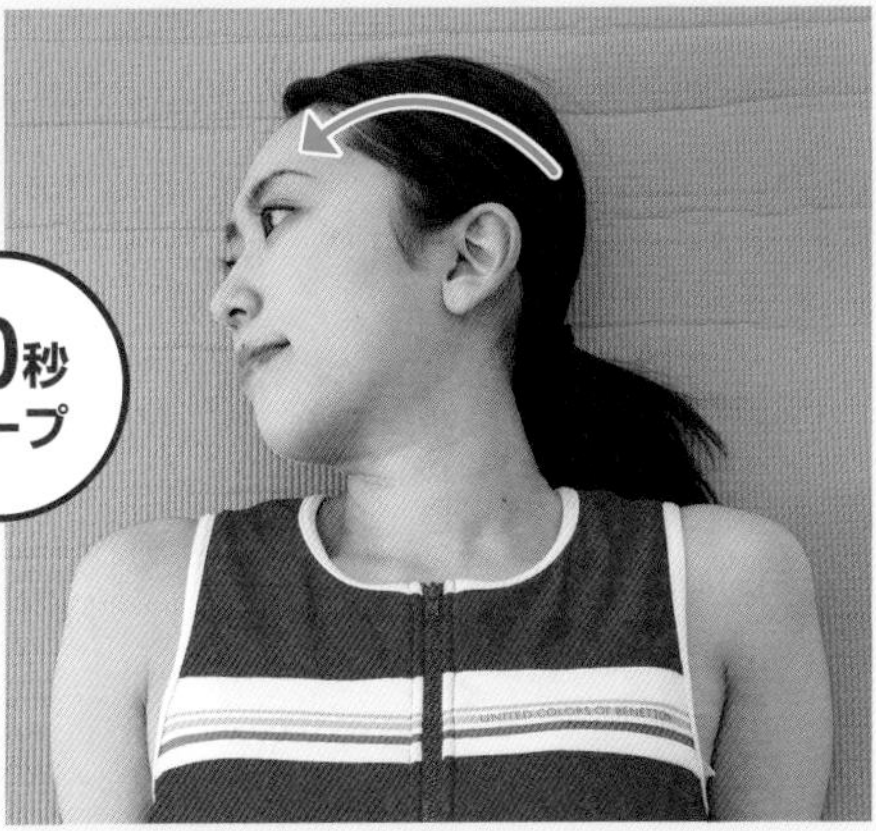

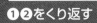

体は動かさず、首だけを右に倒す。その状態を30秒間キープ。

❷

30秒キープ

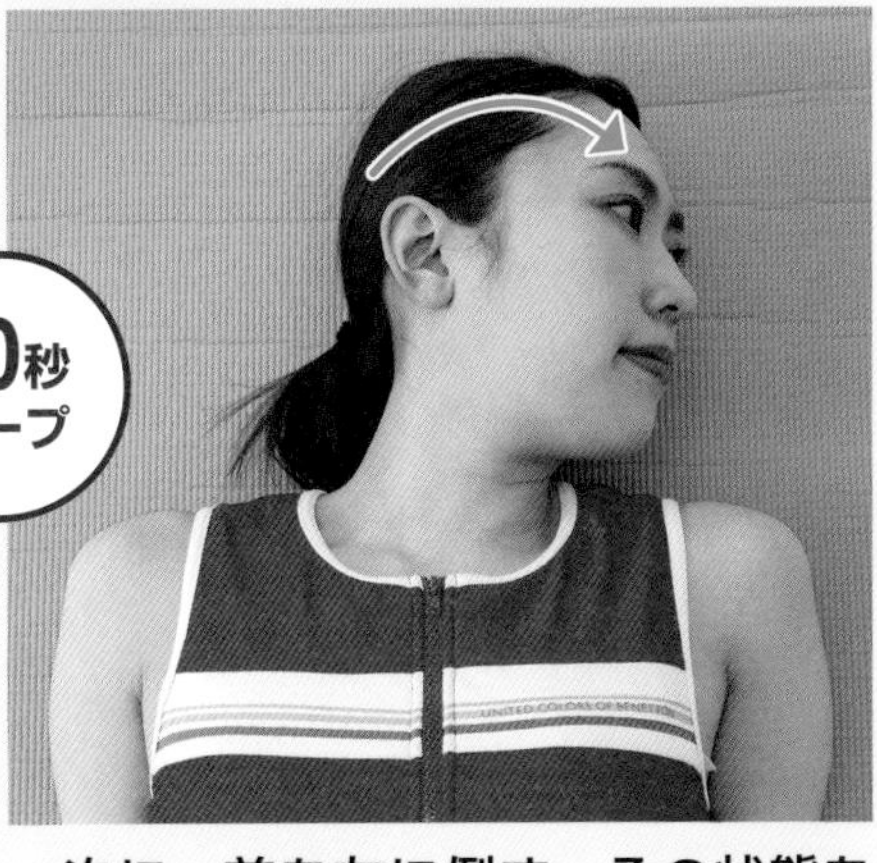

次に、首を左に倒す。その状態を30秒間キープ。

ポイント

- 首や肩に力を入れないこと
- 首だけを倒し、体は動かさない

耳トレ ❹

寝たまま1分股関節エクサ

1セット1分

1分間 ❶❷をくり返す ← ❷ ← ❶ 体操スタート

体操の効果 股関節をほぐすことで全身の血流がよくなり、結果、耳への血流もアップする。

マットなどの上であおむけに寝て、ひざを立てる。

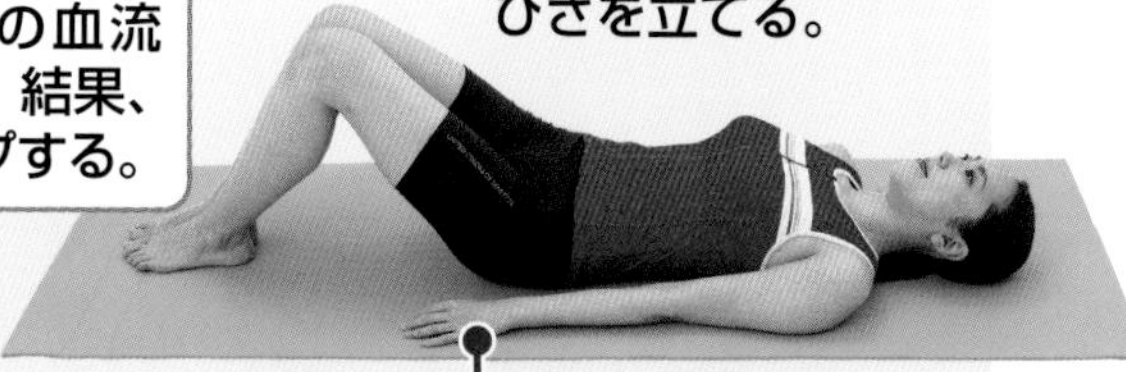

両手は下を向け、自然に開く

ひざは倒せるところまで倒せばOK！

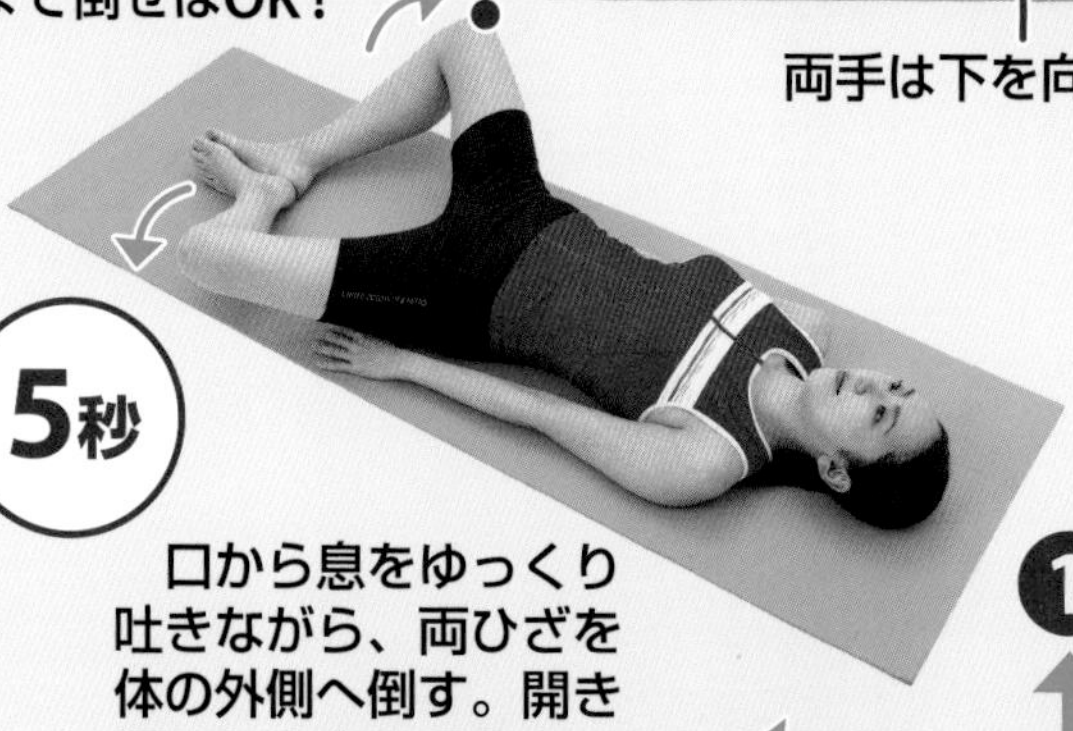

5秒

口から息をゆっくり吐きながら、両ひざを体の外側へ倒す。開き切ったら息を吸う。

❶ ↕ ❷

1セット＝❶❷10秒を6回くり返す

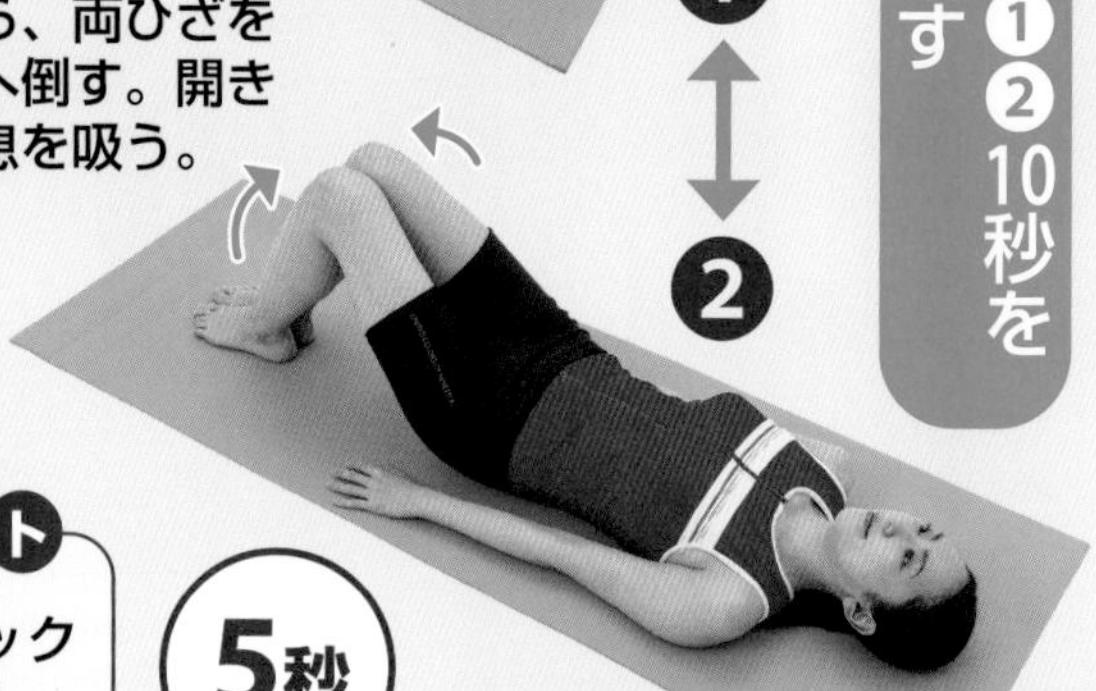

5秒

口から息をゆっくり吐きながら、両ひざをもとの立てひざの状態に戻す。

ポイント

- 全身をリラックスさせて行う
- 股関節に力を入れないこと

酸欠と自律神経の乱れによる耳鳴りやめまいを鎮める簡単なマインドフルネス「4・4・4呼吸」

第五の耳トレは、マインドフルネスを応用した「4・4・4呼吸」です。マインドフルネスは米国の心理学者が仏教的な瞑想《めいそう》法を再定義した呼吸法で、今この瞬間の体験に意識を向け、なんらとらわれのない状態で、ただ内観（数字を数える）しながら呼吸を続けるのが基本。これによって**不安やストレスが解消されることが、多くの研究から明らかになっています。**

この呼吸法を応用した4・4・4呼吸を行えば、浅い呼吸が正され、酸欠と自律神経（意志とは無関係に血管や内臓の働きを支配する神経）の乱れによる耳鳴りやめまいが軽くなるでしょう。

4つ数えながら呼吸する

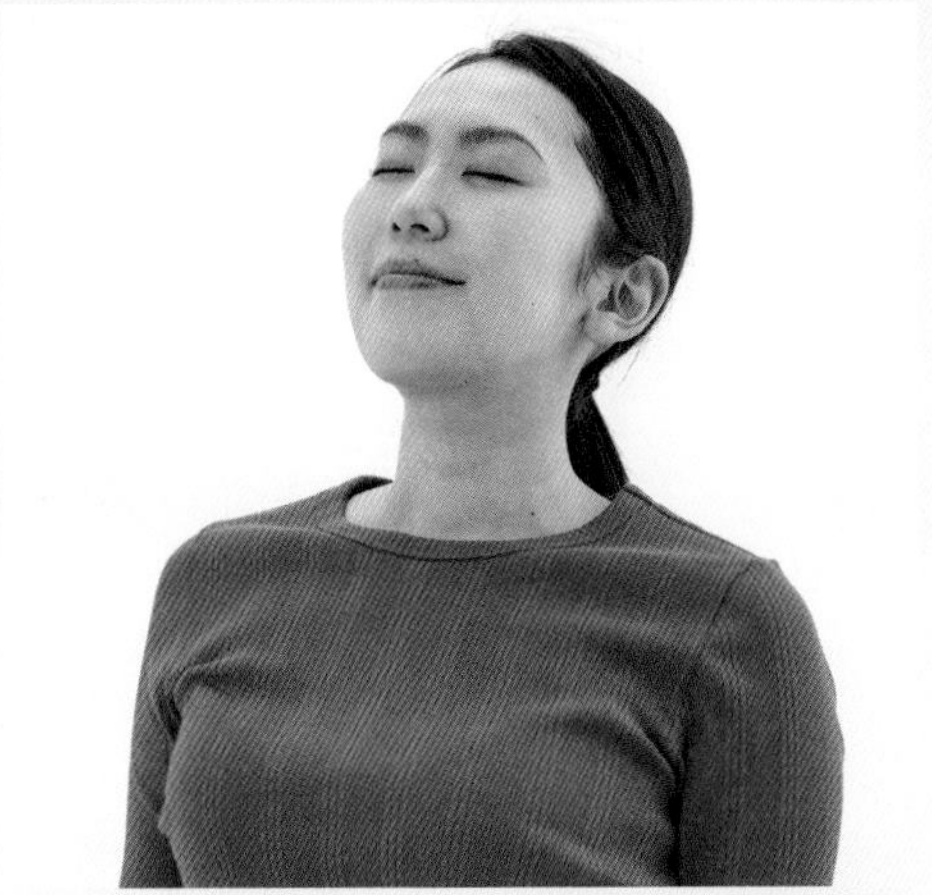

米国の研究で、4つ数えながら呼吸すると、ヨガの瞑想と同じような効果が得られると報告されている。

耳トレ 5

4・4・4 呼吸

1セット約1分

体操の効果

瞑想をするようなつもりで、目を閉じて4つ数えながら呼吸することで、ヨガの瞑想と同様の効果が得られ、浅い呼吸が改善する。その結果、自律神経の乱れが整い、血流が促される。

基本姿勢

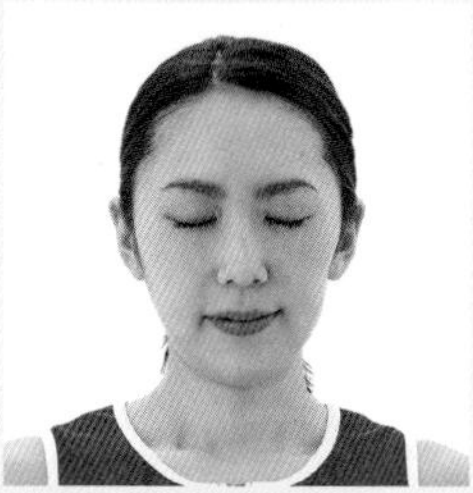

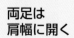

目を閉じてから体操をスタート！

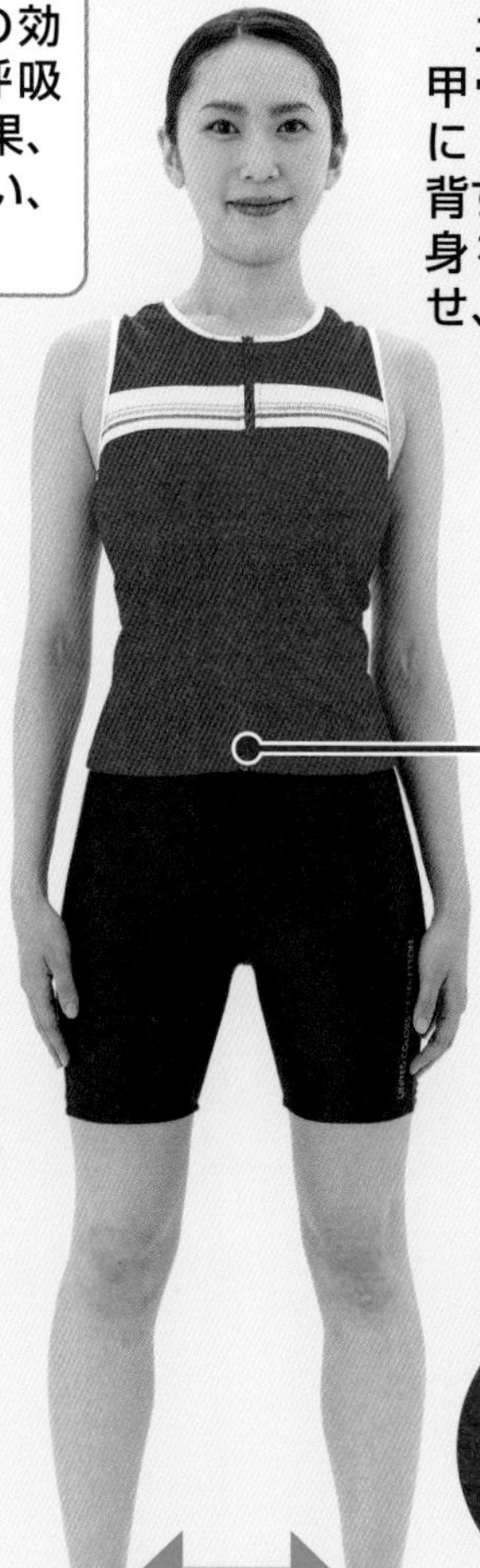

立った姿勢で肩甲骨を寄せるようにして胸を張り、背すじを伸ばす。全身をリラックスさせ、目を閉じる。

丹田

へそから4～5センチ下

息を止めるときは、へそ下にある丹田に息をためるイメージで行うといい。

両足は肩幅に開く

1日何回でもOK

② ← ① 体操スタート

「1、2、3、4」と頭の中で4つ数をかぞえながら、鼻から息を吸う。

①

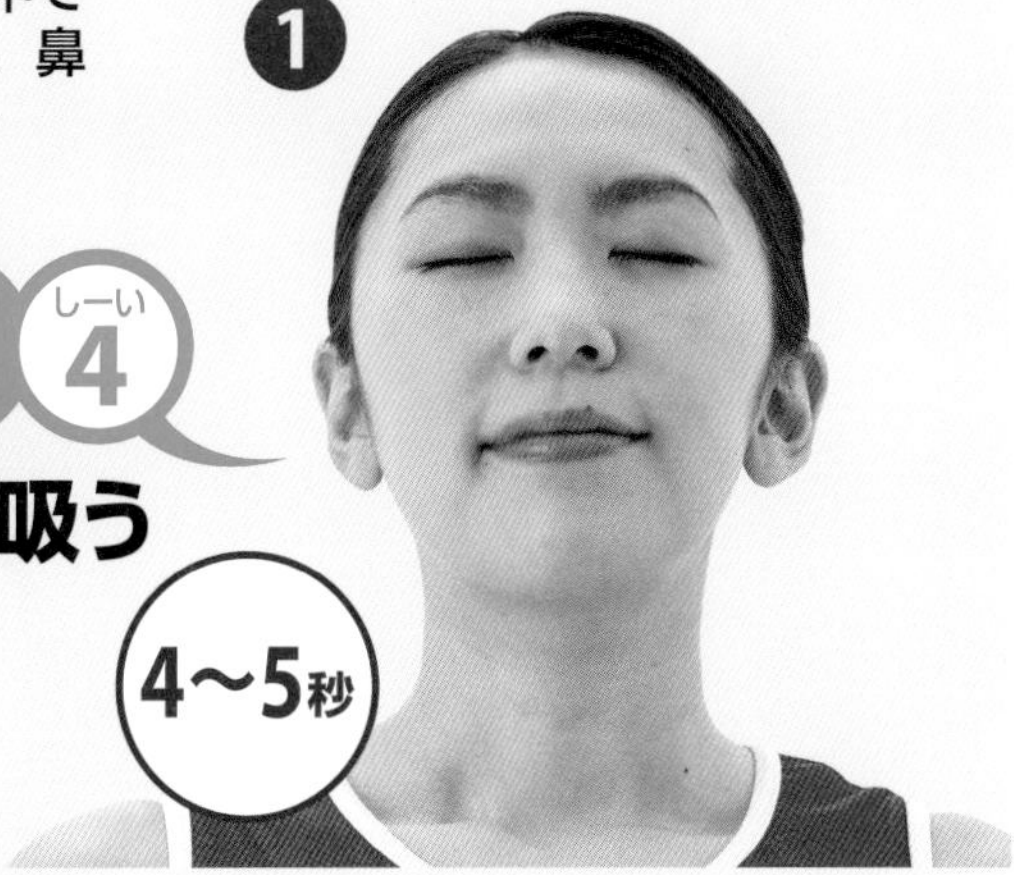

1《いーち》 2《にーい》 3《さーん》 4《しーい》

鼻から息を吸う

4〜5秒

②

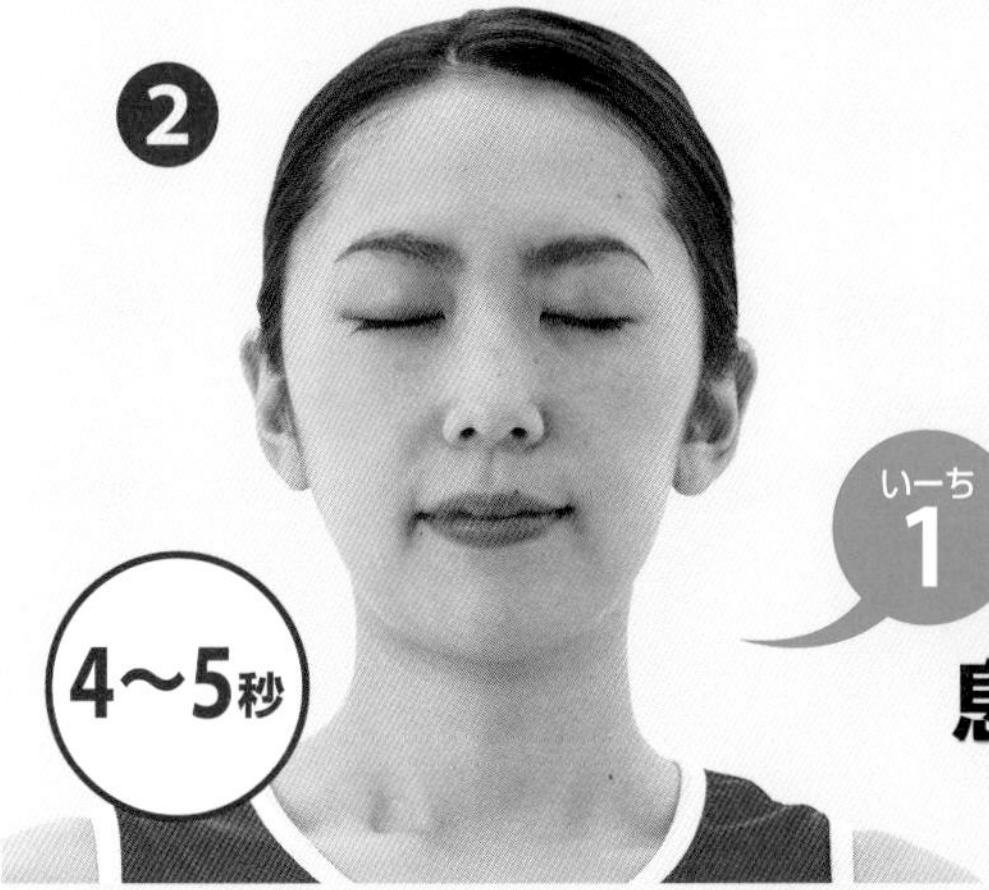

4〜5秒

1《いーち》 2《にーい》 3《さーん》 4《しーい》

息を止める

そのまま息を止め、「1、2、3、4」と頭の中で数をかぞえる。

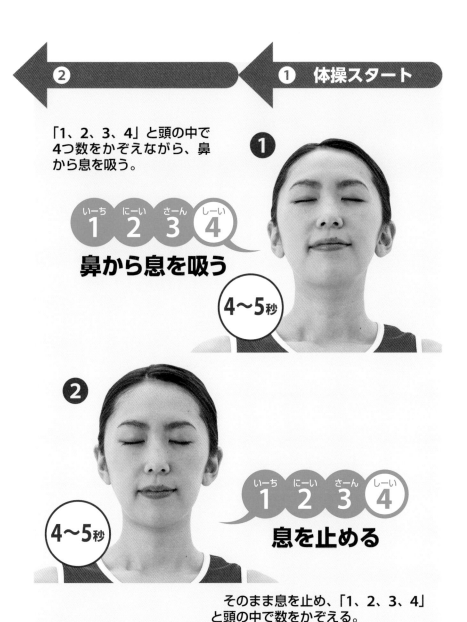

耳トレ ❺

4・4・4呼吸

1セット約1分

約1分 ← ❶～❸を4～5回くり返す ← ❸

❶～❸を4～5回くり返すことを1セット（約1分）とし、3セット程度行う

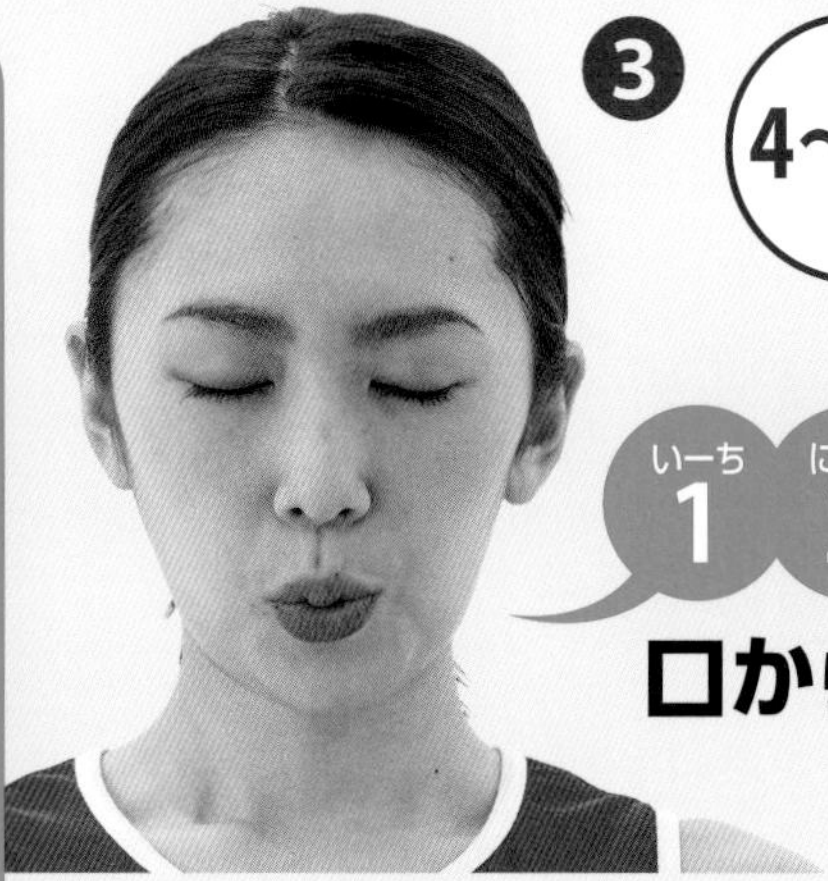

❸ 4～5秒

1《いーち》 2《にーい》 3《さーん》 4《しーい》

口から息を吐く

「1、2、3、4」と頭の中で4つ数をかぞえながら、口から息を吐く。

全体の流れ（1セット）

❸ ← ❷ ← ❶

←5～6回くり返す→

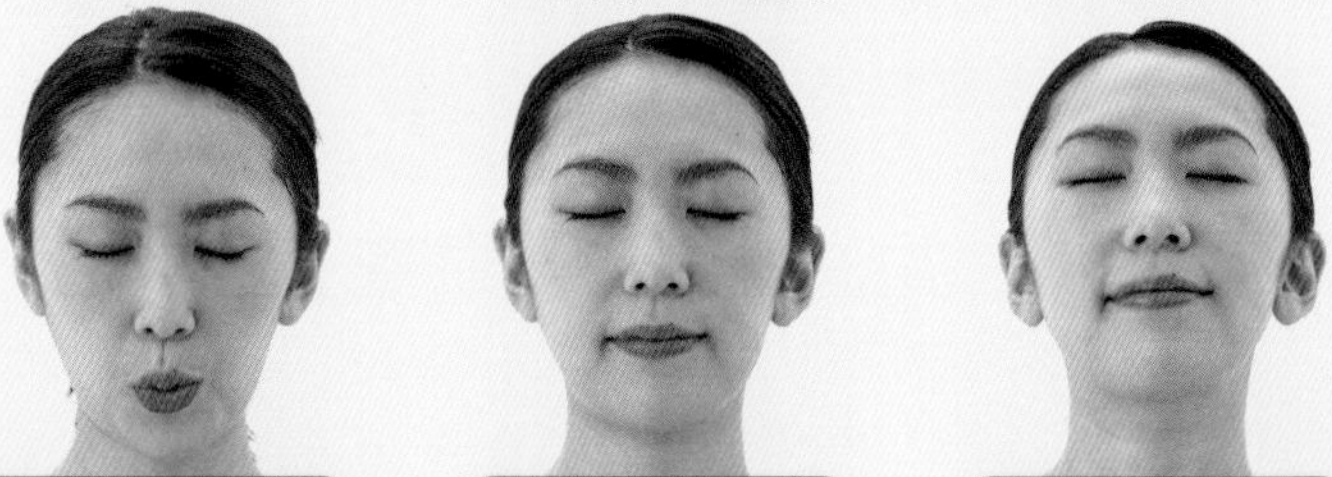

息を吐く　息を止める　息を吸う

※特に、起床後・就寝前の1日2回行うといい

第4章

加齢による耳鳴り・難聴に効く！
衰えた内耳や聴神経の働きを高め
自律神経も整う
「朝の1分耳すまし」

国際医療福祉大学
医学部耳鼻咽喉科教授
中川雅文

加齢とともに進む難聴の要因は主に8つあり、騒音をさけるなどの対策で発症も悪化も防げる

年を取れば誰でも難聴になると誤解している人は少なくありません。**聞こえが低下する要因には①遺伝的素因、②中耳炎《ちゅうじ》、③薬などの副作用、④騒音、⑤喫煙、⑥糖尿病、⑦高血圧、⑧アルコールの過飲などがあります。実は、これらの要因が加齢とともに複雑に重なることで、難聴を引き起こすのです。**

近年、特に問題視されているのは、4番めにリストアップした「騒音」です。大きな音が耳に悪いだけでなく、こうした音を長く聞きつづけることも同じくらいに耳に悪いことが近年の研究で明らかになっています。

若いうちは、ある程度の音のダメージなら耳を休ませることで難聴にまで至らずにすむこともあるでしょう。しかし、中年期以降は、悲鳴を上げている耳（耳鳴り、耳のつまり感など）に追い打ちをかける問題がいくつも生じてきます。

喫煙、高血圧、糖尿病、肥満が長く続くと、体内では動脈硬化（血管の老化）が徐々に進行していきます。**動脈硬化に伴う血流の悪化は、さまざまな臓器で問**

聞こえの悪さを放置するのは禁物

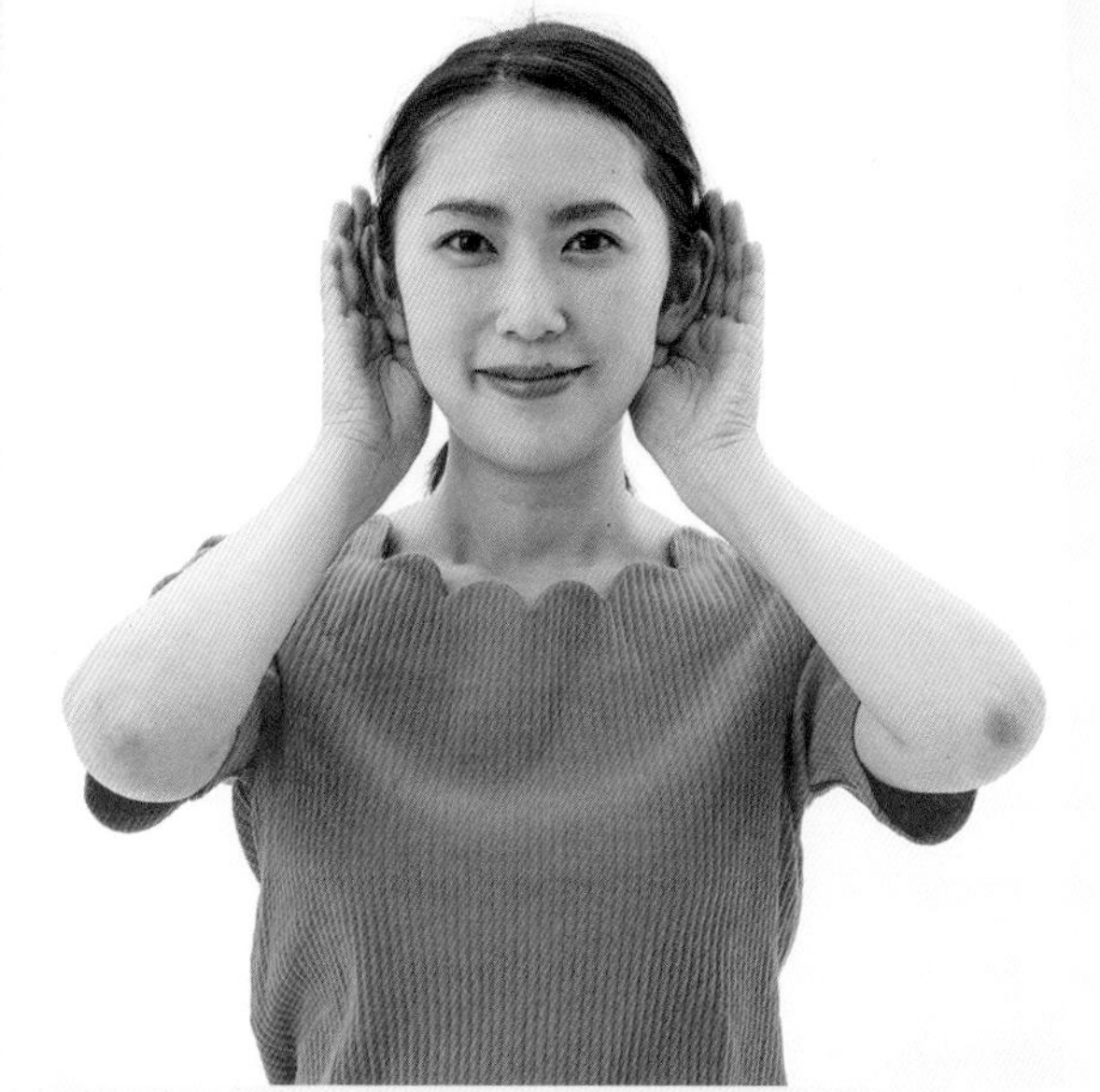

加齢とともに、騒音など８つの要因が重なって難聴を引き起こす。少しの聞こえの悪さであっても、気づいたら放置するのは禁物。

題を引き起こしますが、耳も例外ではありません。血流が悪くなると内耳《ないじ》の代謝や回復力が衰えるため、音による耳のダメージの自己修復が難しくなることで、中年期以降に耳の不調が加速的に進行していくのです。

聞こえを悪くしないための対策は実にシンプルで、次のとおり。

●ＷＨＯの啓発活動（22ページ参照）の内容を実践すること
●ふくらはぎをよく動かすこと、冷やさないこと
●耳や血管にいい栄養（亜鉛、オメガ3など）をとる
●節酒・禁煙を守り、糖質は少なめにする

これらを実践するだけで難聴は予防できるし、耳の不調が始まっていても悪化させないことが可能です。

加齢やストレスによる自律神経の乱れを整え耳の不調を改善！一日のスタートに最適な「朝の1分耳すまし」

四季折々の変化、太陽と月の光——そんな地球の自転と月の引力が生み出すリズムは、私たちに、人として最も大切なパワーを与えてくれています。

しかし、私たちが生活する世界は、日中は喧噪《けんそう》にあふれ、夜は街に明かりが煌々《こうこう》と輝いており、自然のもたらす闇の世界とはまるで違います。**私たちはこうしたストレスによって、加齢とともに概日リズム（地球の自転が生み出すリズム）が乱れ、自律神経（意志とは無関係に血管や内臓の働きを支配する神経）のバランスを損ないます。**その結果、多くの人に、朝の目覚めが悪い、食欲がない、寝つきが悪いといった体の不調をもたらしますが、**特に耳の不調のある人は耳鳴りなどの症状が悪化しやすいので、概日リズムを整えることが重要です。**

そこで、おすすめなのが「朝の1分耳すまし」。やり方は67～68ページで図解しますが、耳をすませながら「4・4・4呼吸」（59～62ページ参照）も行うと、より効果的です。自律神経が整い、耳の不調から解放された一日を過ごせるでしょう。

耳トレ 6

朝の1分耳すまし

1セット1分

体操の効果

朝日を浴びる、心地よい外気を感じ取ることで、乱れた自律神経がリセットされる。朝行うことで、一日じゅう耳のコンディションがよくなる。

基本姿勢

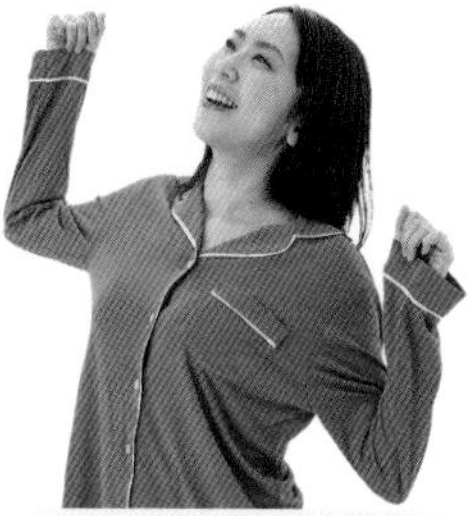

起床後すぐに行う

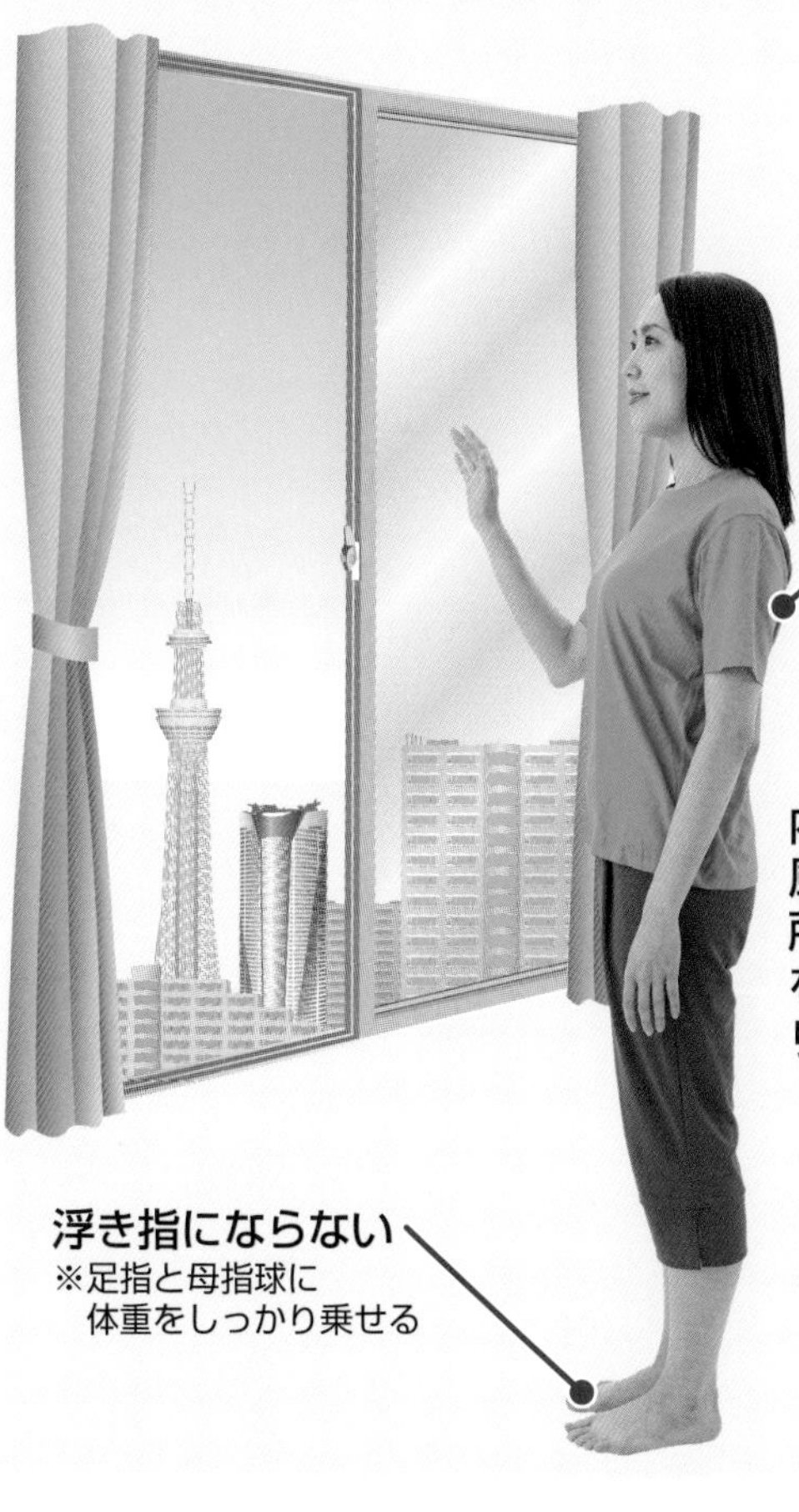

背すじをピンと伸ばす

外に出るか、室内なら窓をあけて風を感じられる場所に立ち、背すじを伸ばす。全身をリラックスさせる。

浮き指にならない
※足指と母指球に体重をしっかり乗せる

起床後、毎朝1セット

耳トレ 6

朝の1分耳すまし

1セット1分

体操スタート → 1分 → 3分を目標に! → 3分

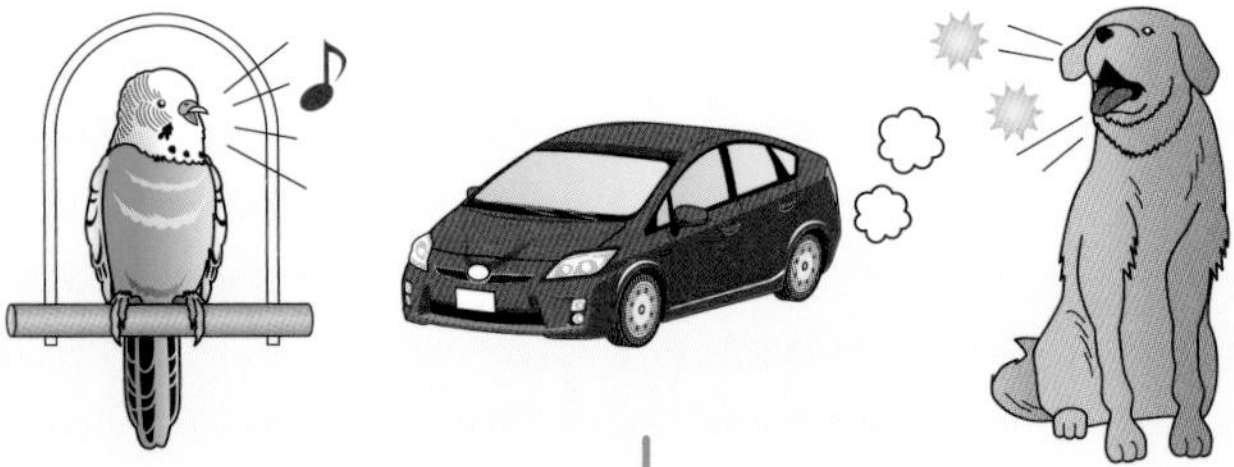

ポイント

- 外から入ってくる音に意識を集中させる
- 3分間くらい続けて行うと、より効果的
- 耳をすませながら、4・4・4呼吸(59〜62ページ)を行うと効果が高まる

耳をすませながら、鳥・イヌ・ネコの鳴き声、車・電車の音、人の足音などの音に約1分間、耳をすます。

目を閉じて、耳をすます

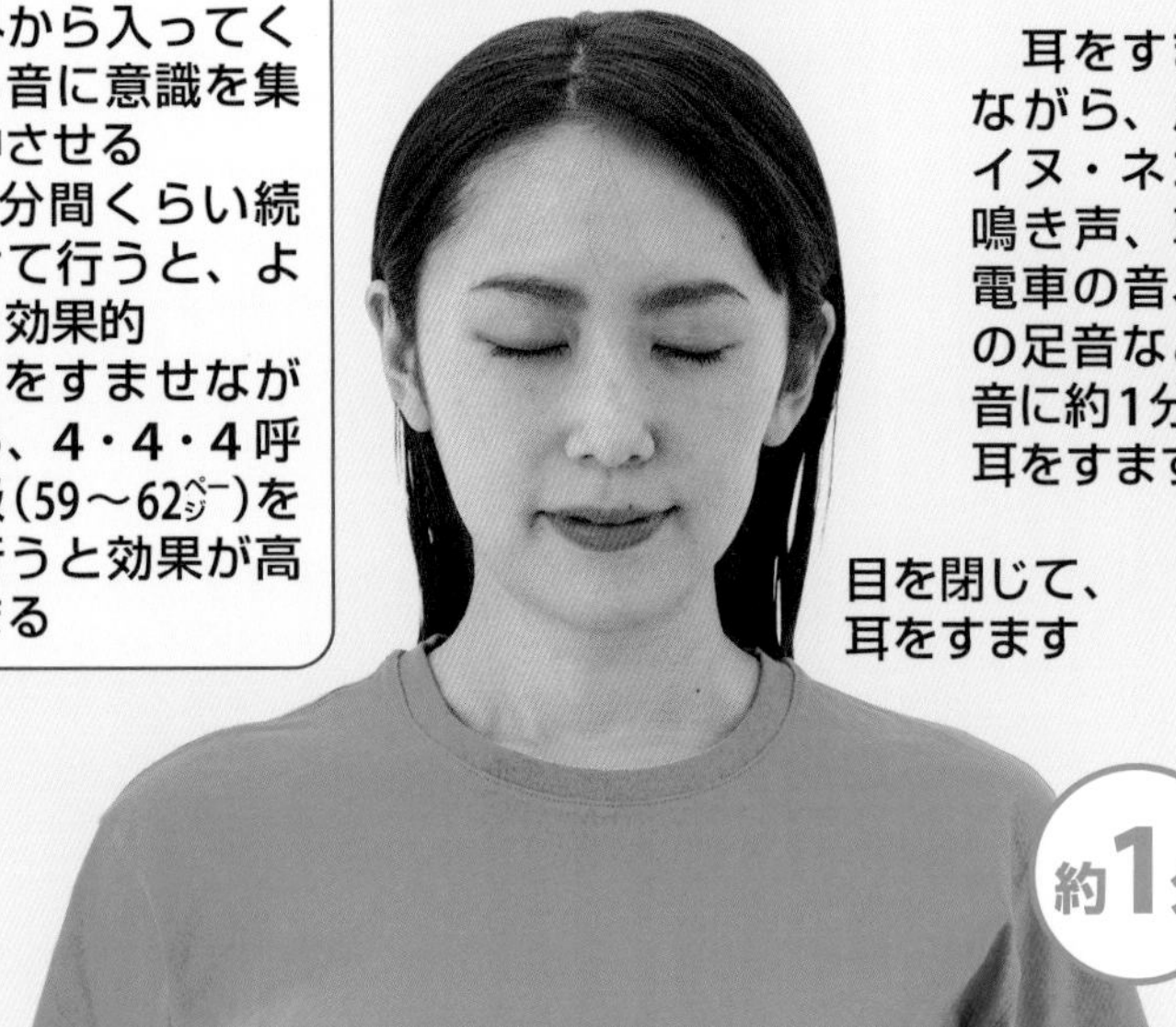

約1分

耳鳴りや聞こえにくさは頭の筋肉のこりでも年々起こりやすくなり「側頭筋ほぐし」なら頭痛まで軽快！

次に紹介する耳トレは**「側頭筋ほぐし」**です。

こめかみには側頭筋があり、その裏側には側頭頭頂筋と耳介《じかい》筋があります。側頭筋は噛《か》み合わせのための筋肉、側頭頭頂筋と耳介筋は耳を動かすための筋肉です。歯ぎしりのある人や噛み合わせの悪い人は、側頭筋にこりが生じます。

私たち人間は、ウマやウサギのように耳を大きく動かすことはできませんが、**側頭筋、側頭頭頂筋、耳介筋は音に対して筋肉の収縮を生じています。聞こえが悪いまま放置していると、加齢とともに、これらの筋肉は硬くこわばり、やせていきます。こうした筋肉のこわばりを取り除くのが、側頭筋ほぐしです。**

人さし指と親指の間に耳たぶが収まるように指を軽く広げて、こめかみに手を置いたときに、人さし指から小指の下に広がっているのが側頭筋です。この筋肉を指でグルグルとマッサージします。ポイントは、爪《つめ》を立てずに指の腹でマッサージすることです。くわしいやり方は、70～72ジペーの図解を参照してください。

耳トレ 7

側頭筋ほぐし

1セット 1分

体操スタート

体操の効果

両耳の上にある側頭筋の奥深くは、悪玉物質がたまりやすいエリア。ここをマッサージすることで血流がよくなり、悪玉物質の排出が促される。

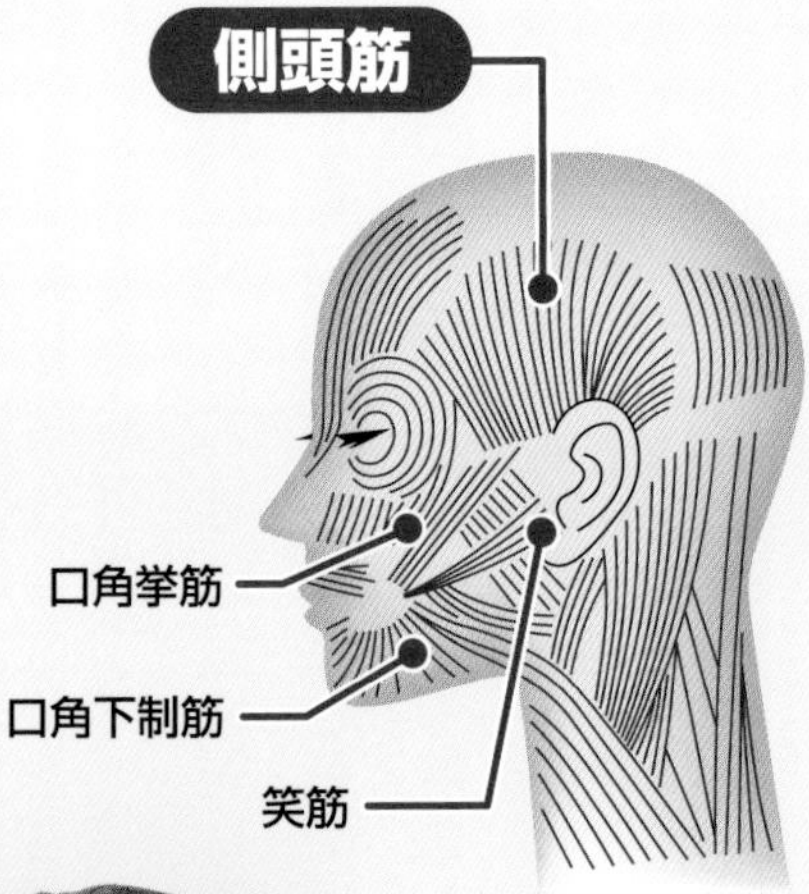

基本姿勢

正面を向いて、両手の指を側頭部に当てる。

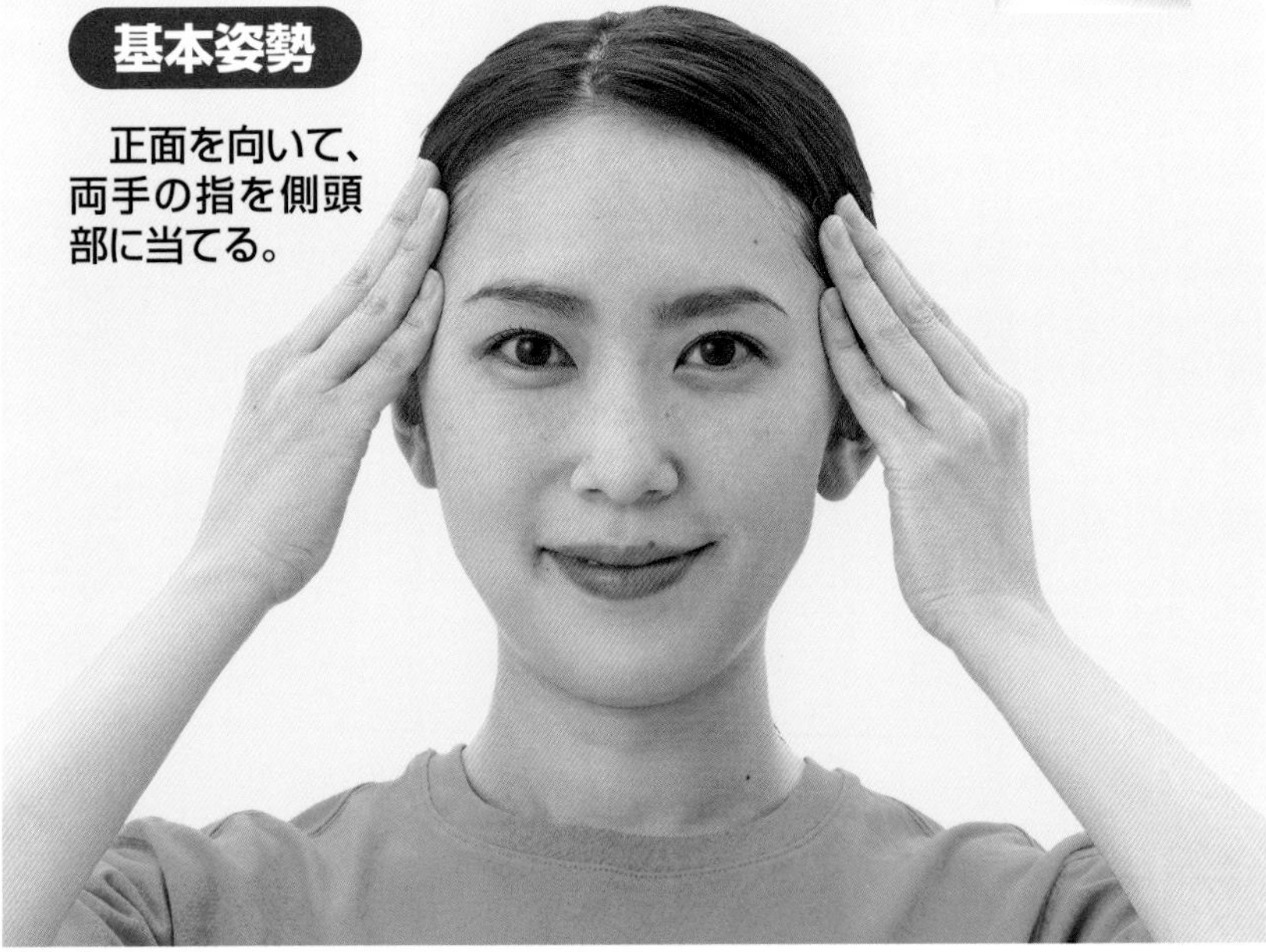

② ①

❶

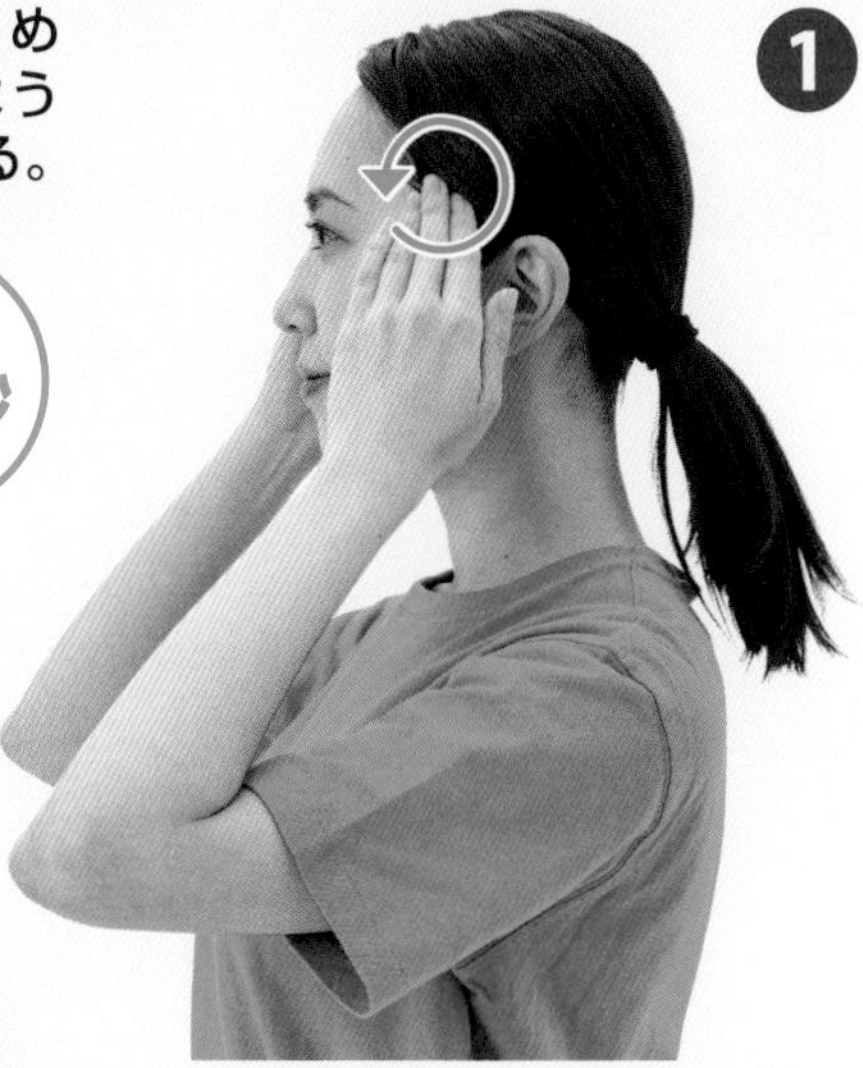

人さし指と中指の腹でこめかみを押して、円を描くようにグルグルとマッサージする。

10回ぐるぐるマッサージ 20秒

❷

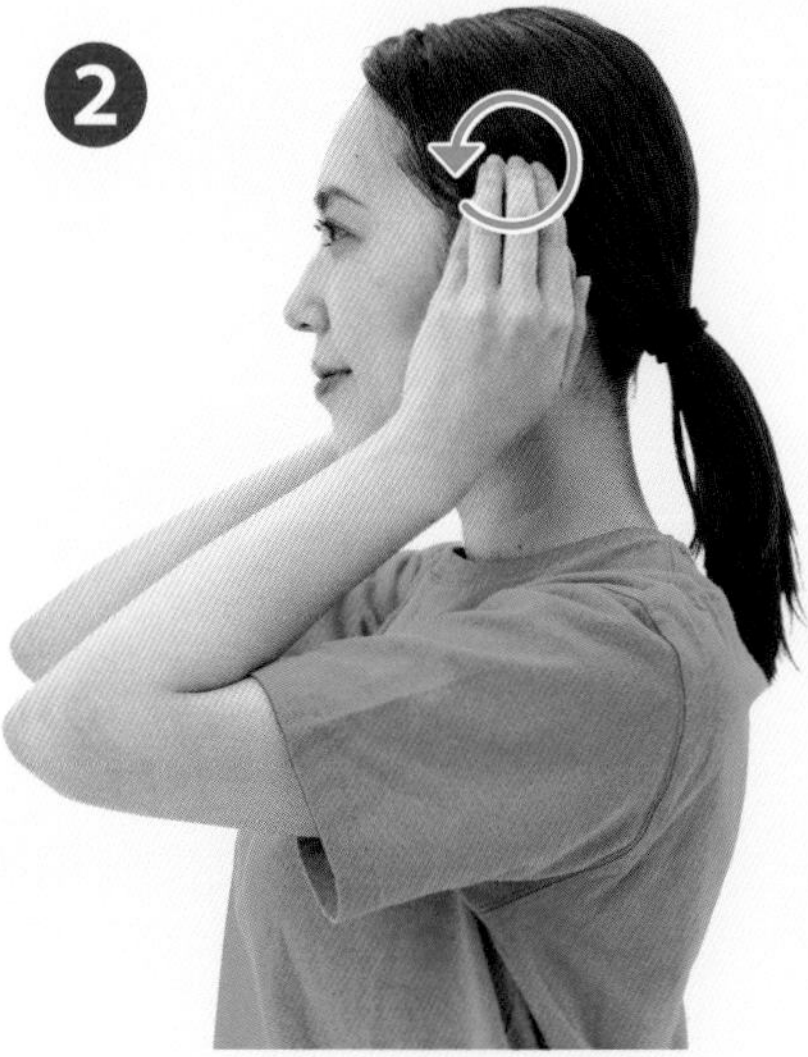

10回ぐるぐるマッサージ 20秒

両手の指を耳の真上に移動して、人さし指と中指の腹でグルグルとマッサージする。

耳トレ ❼

側頭筋ほぐし

1セット1分

1分 ← ③

両手の指を耳の後ろの生え際に移す。うなじに向かって3㌢ずつずらしながら、人さし指と中指の腹でグルグルとマッサージする。

10回グルグルとマッサージ　20秒

③

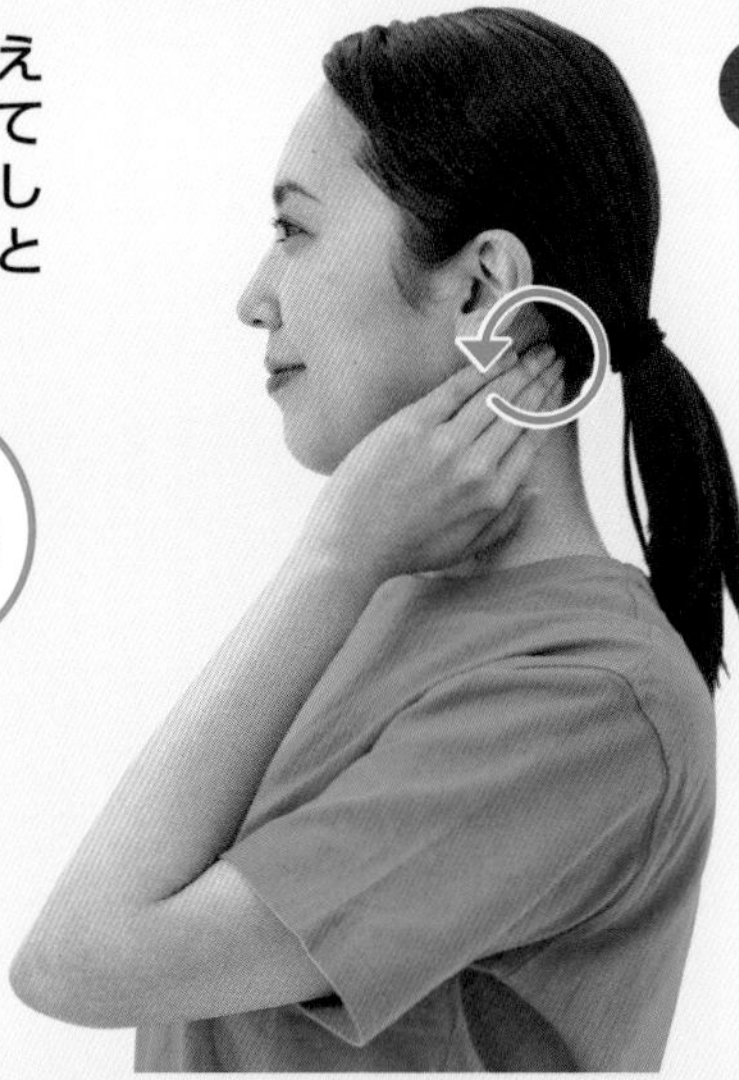

全体の流れ（1セット）

③ ← ② ← ①

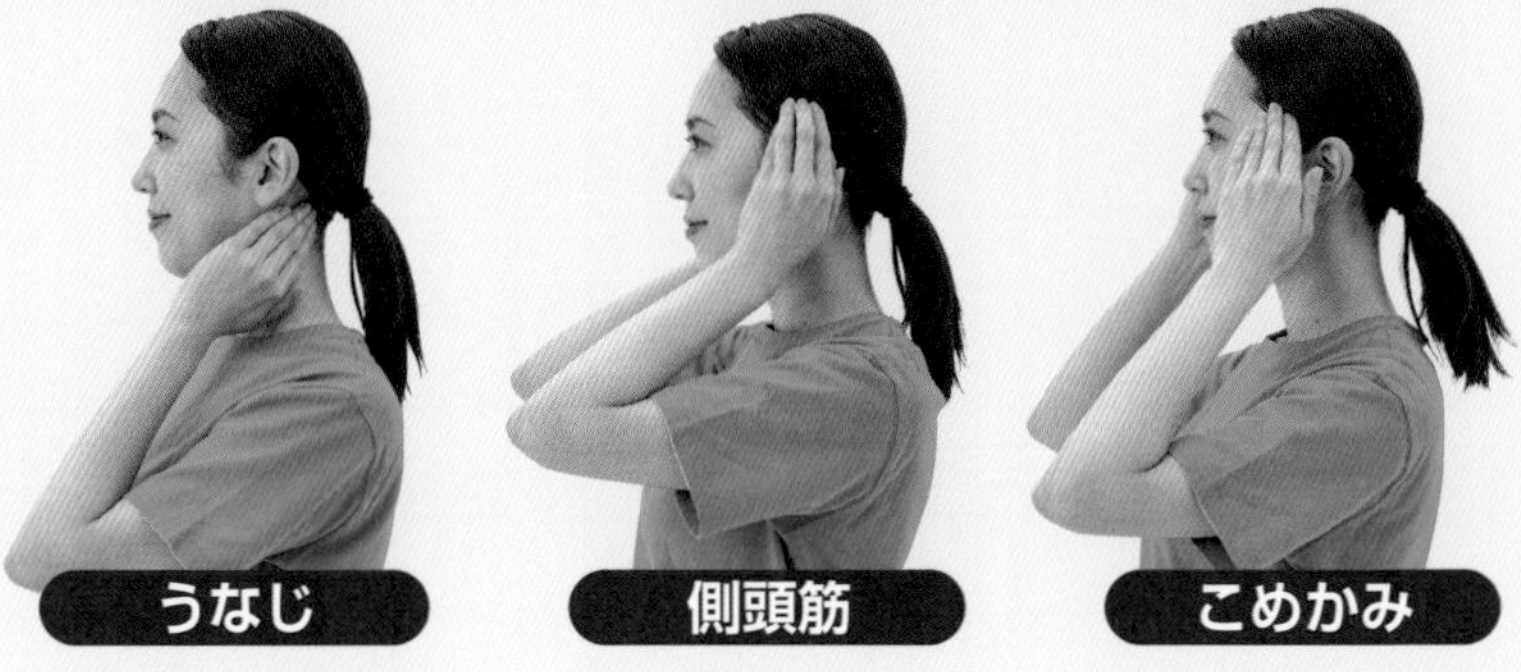

耳と直結する表情筋を大きく動かし、聞こえの悪さもシワ・たるみも退ける「声出し笑い1分エクサ」

加齢で女性が最も気になるのは、顔のシワやたるみではないでしょうか。顔の表情筋は、顔面神経を介して中耳《ちゅうじ》のアブミ骨筋と連動しています。そのため、聞こえが悪くなってアブミ骨筋があまり動かなくなると、顔のシワが増えたり、たるんだりして実年齢よりも老けて見える原因になります（36ジペー参照）。

聞こえの悪さだけでなく、顔のシワやたるみに悩まされている人には、加齢で衰えた表情筋やアブミ骨筋を動かす「声出し笑い1分エクサ」がおすすめです。

声出し笑い1分エクサでは、口角を上げて笑顔を作り、口を大きくあけて「わーっはっはっ…」と笑います。コツは、横隔膜の動きを意識しながら、息を吐き切るまで笑いつづけることです。息を吐き切ったら、息を吸って再び声を出して笑いましょう。くわしくは、74〜75ジペーの図解を参照してください。

このように作り笑いをするだけでも、表情筋やアブミ骨筋の運動につながります。笑うことでストレスが発散され、心の癒《い》やし効果も得られます。

声出し笑い1分エクサ

1セット1分

① 体操スタート

体操の効果

表情筋と耳の筋肉（アブミ骨筋）は顔面神経を介して連動しているため、笑うことで表情筋を動かせば聴力の改善が期待できる。リラックス効果やシワ・たるみ取り効果も期待大。

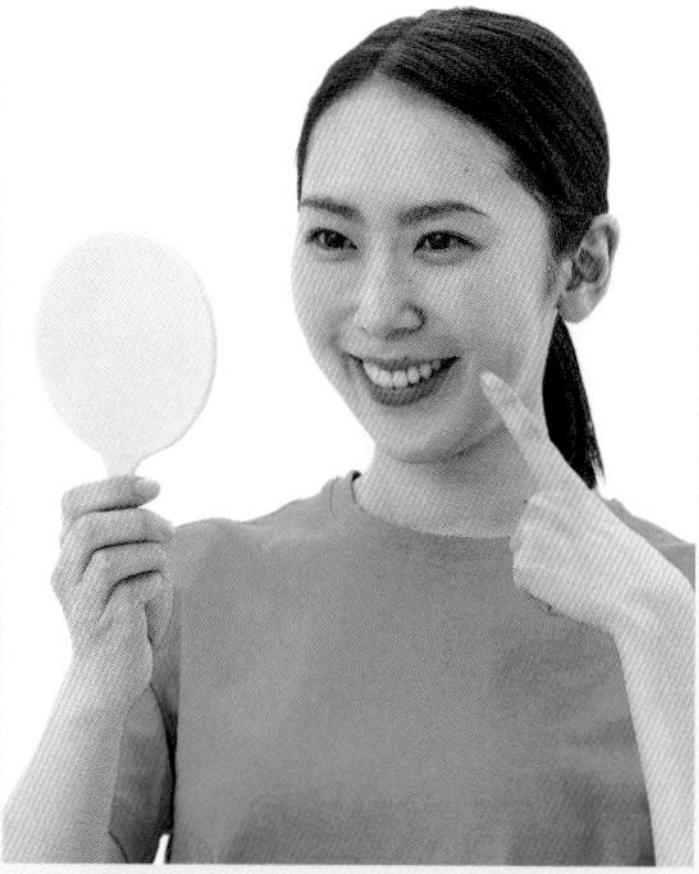

慣れないうちは、鏡に顔を映しながら行うといい。

①

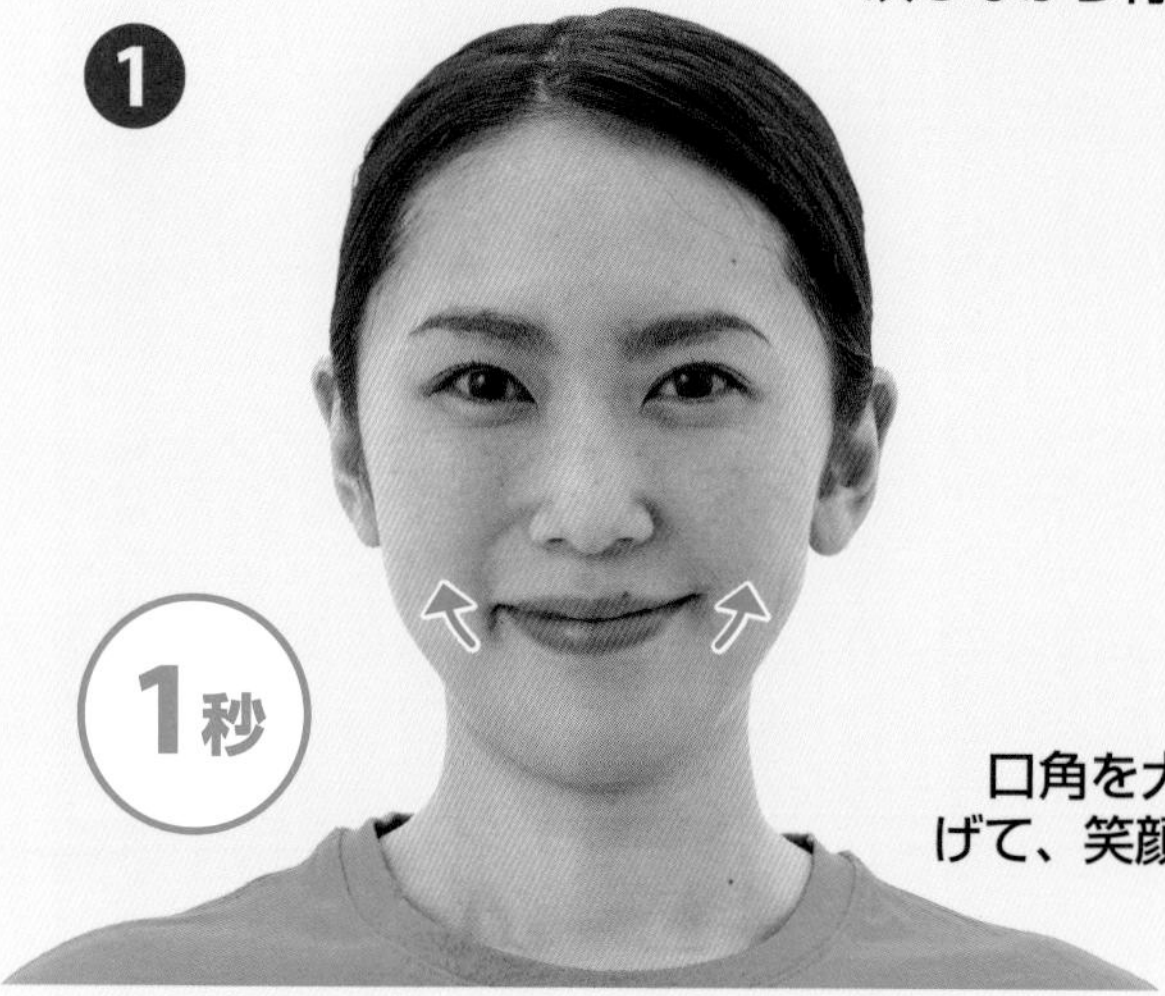

1秒

口角を大きく引き上げて、笑顔を作る。

約1分
❶〜❸をくり返す
❸
❷

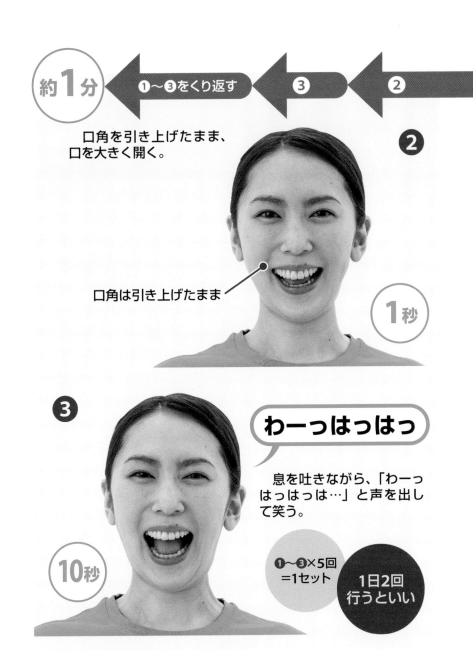

❷

口角を引き上げたまま、口を大きく開く。

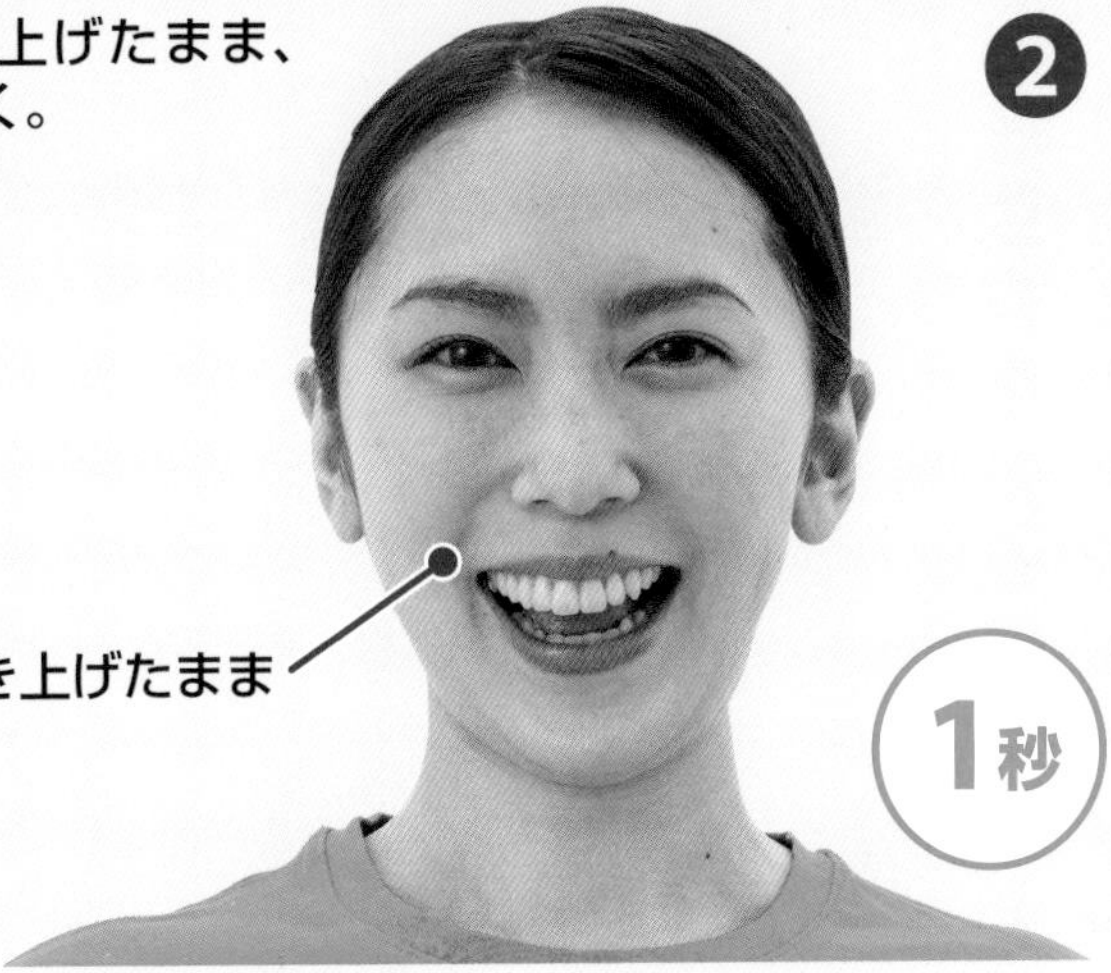

1秒

❸

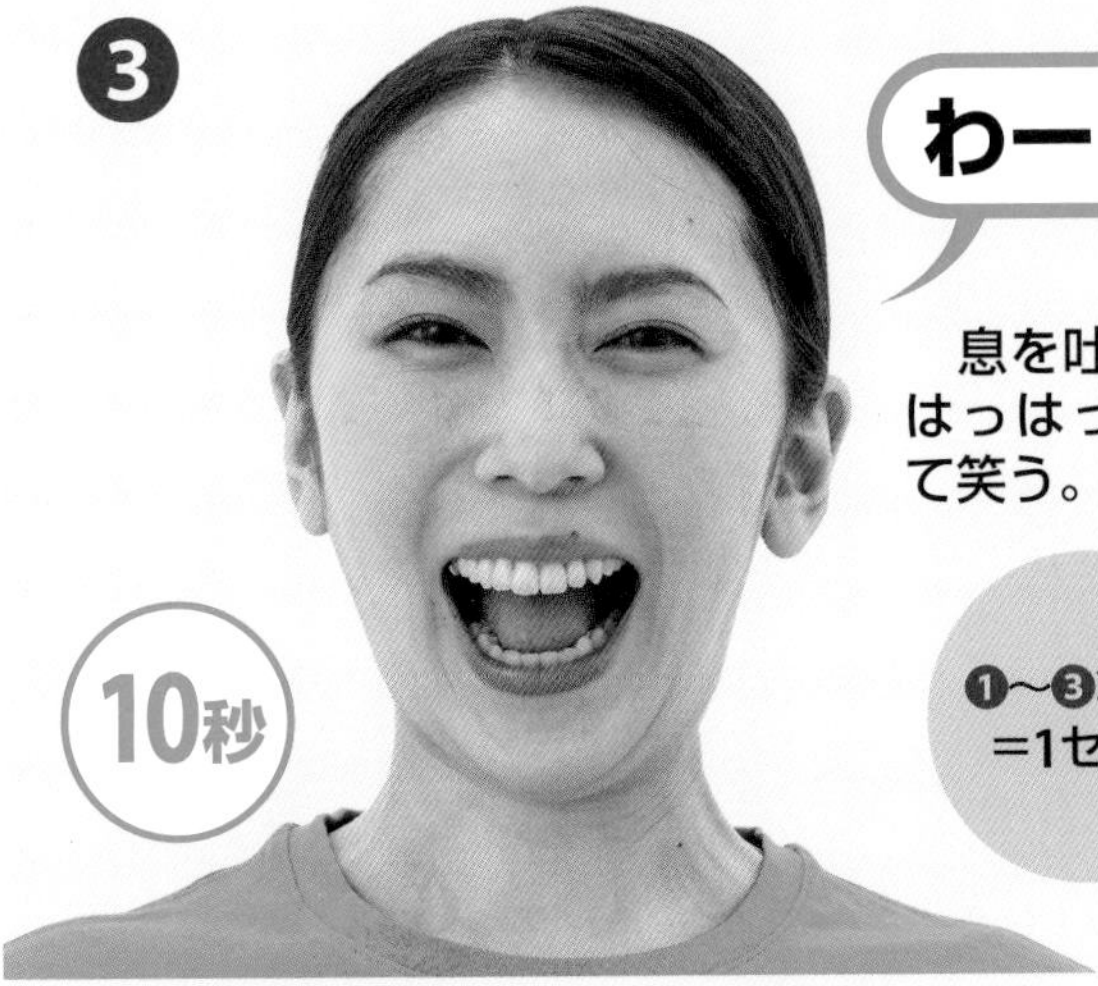

わーっはっはっ

息を吐きながら、「わーっはっはっは…」と声を出して笑う。

10秒

❶〜❸×5回
=1セット

1日2回
行うといい

自律神経が集中する首の筋肉をほぐして耳と心身の疲れを取る就寝前の「胸鎖乳突筋さすり」

首から内臓へかけて走っている自律神経の一つに、迷走神経があります。迷走神経は、左右の耳の後ろ側から胸鎖乳突筋《きょうさにゅうとつきん》の裏あたりを通って、鎖骨の上から心臓や内臓に向かって左右それぞれに走っています。

ネコ背のような前かがみの姿勢を続けていると、加齢とともに胸鎖乳突筋が衰えてきます。この筋肉が衰えると迷走神経に悪影響が及び、自律神経の乱れが生じます。その結果、耳鳴り、めまい、耳のつまり感などが起こりやすくなります。そんな加齢による耳トラブルには、胸鎖乳突筋をほぐす「胸鎖乳突筋さすり」がおすすめです。胸鎖乳突筋さすりでは、まず、両手を交差させて指先を耳裏に当て、首の左右にある胸鎖乳突筋をマッサージします。次に、左右の鎖骨の下をそれぞれマッサージします（やり方は77～78ページの図解を参照）。

胸鎖乳突筋さすりは、就寝前に行うといいでしょう。胸鎖乳突筋がほぐれると乱れた自律神経が整えられて、耳をはじめ心身の疲れが解消しやすくなります。

耳トレ 9

胸鎖乳突筋さすり

1セット1分

1 体操スタート

体操の効果

胸鎖乳突筋は頭を支え、自律神経が集中している筋肉。就寝前にこの筋肉をほぐすことで、耳と心身をリラックスさせ、平衡感覚も改善してめまいを和らげる効果も期待できる。

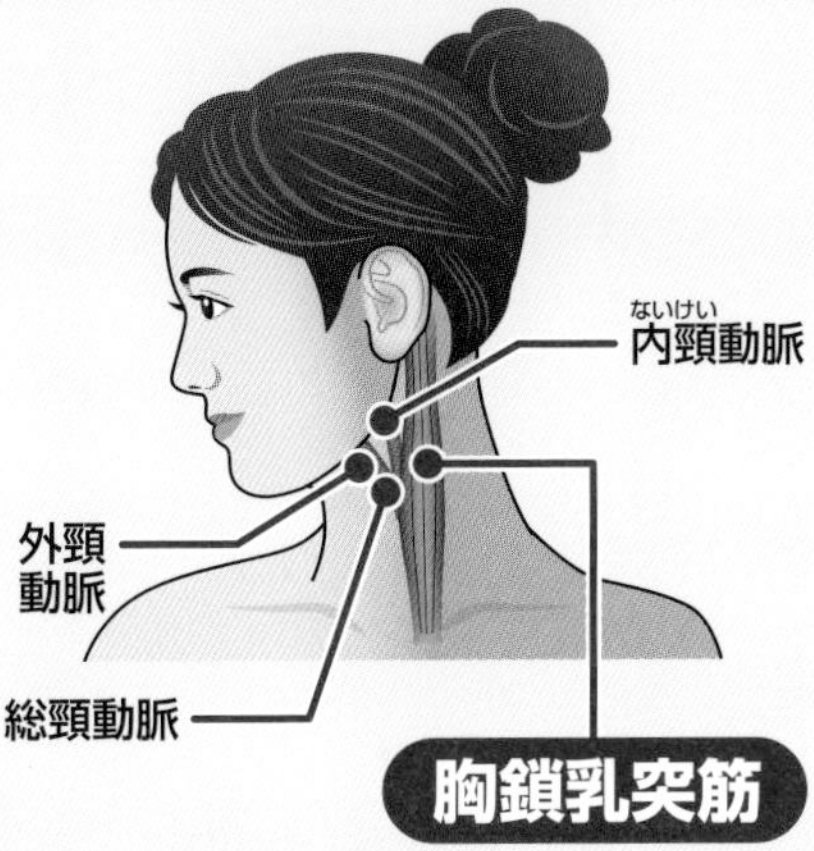

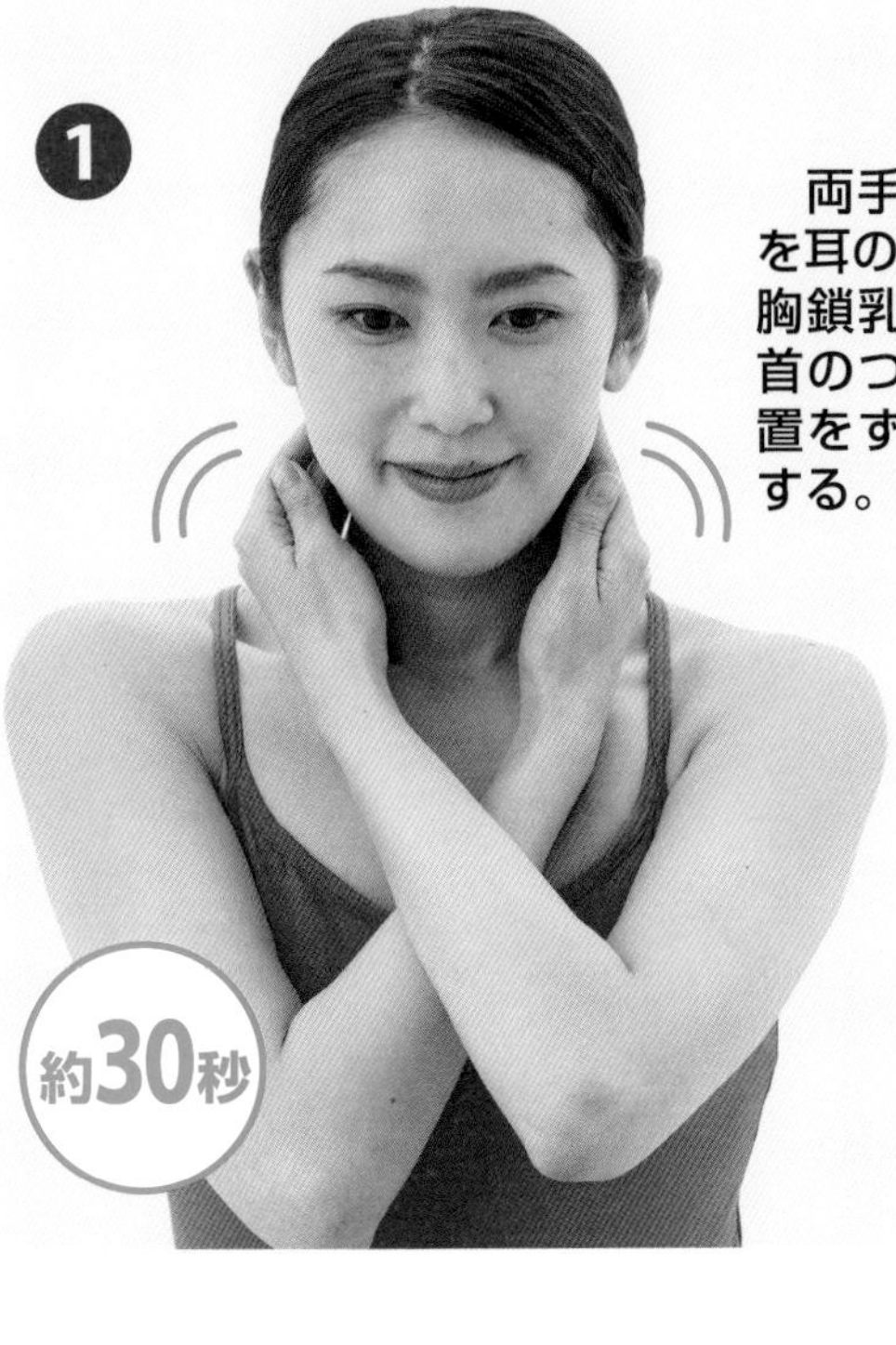

1

両手を交差させて人さし指を耳の下に当てる。ここから、胸鎖乳突筋をなでるように、首のつけ根まで、少しずつ位置をずらしながらマッサージする。約30秒間くり返す。

ポイント

- 力を入れすぎないこと
- 皮膚の表面をなでるようにやさしくマッサージするのがコツ

耳トレ ⑨

胸鎖乳突筋さすり

1セット1分

約1分 ← ③ ← ②

❶〜❸
=1セット

❷

右手の人さし指、中指、薬指の腹で左の鎖骨の下のラインを中央から左側へ位置をずらしながら、円を描くようにやさしくマッサージする。

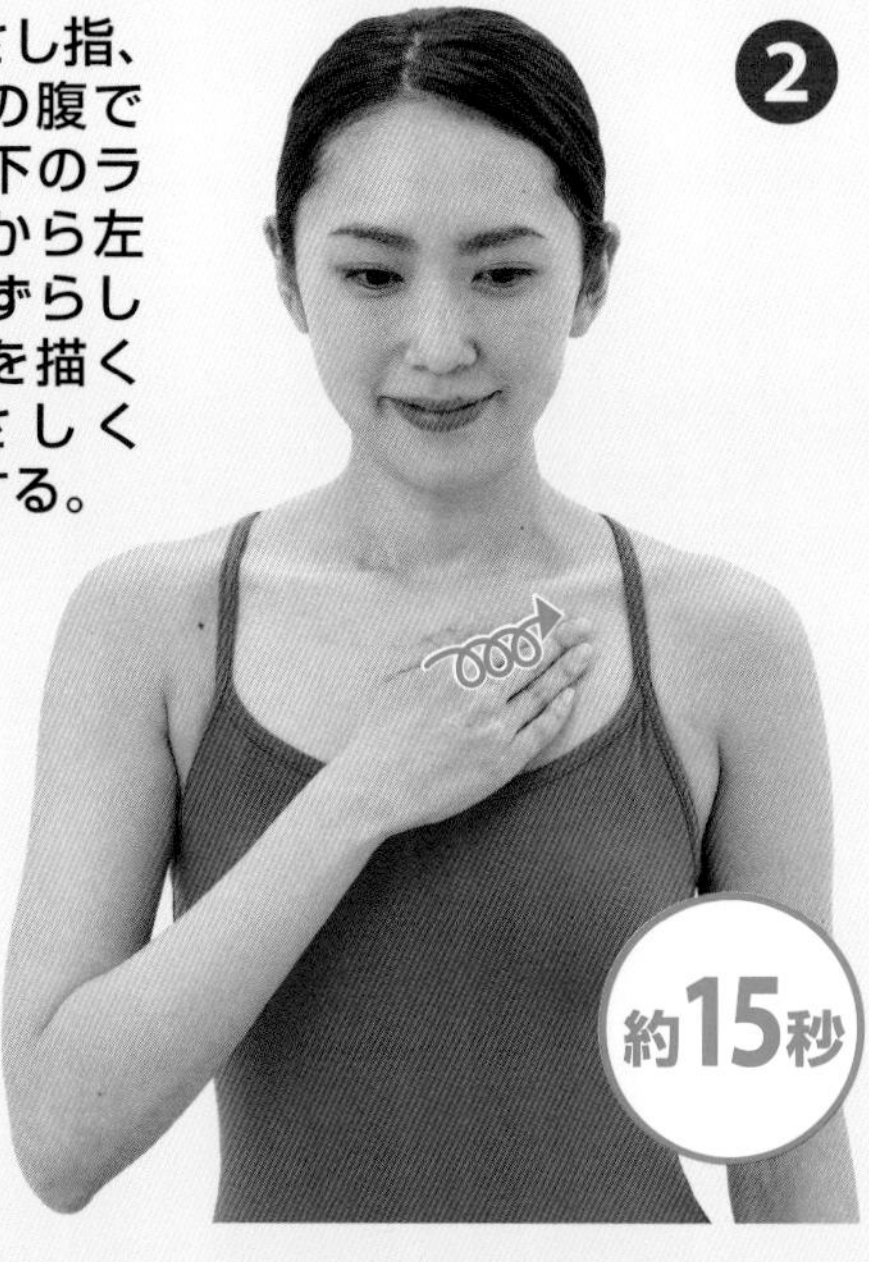

約15秒

❸

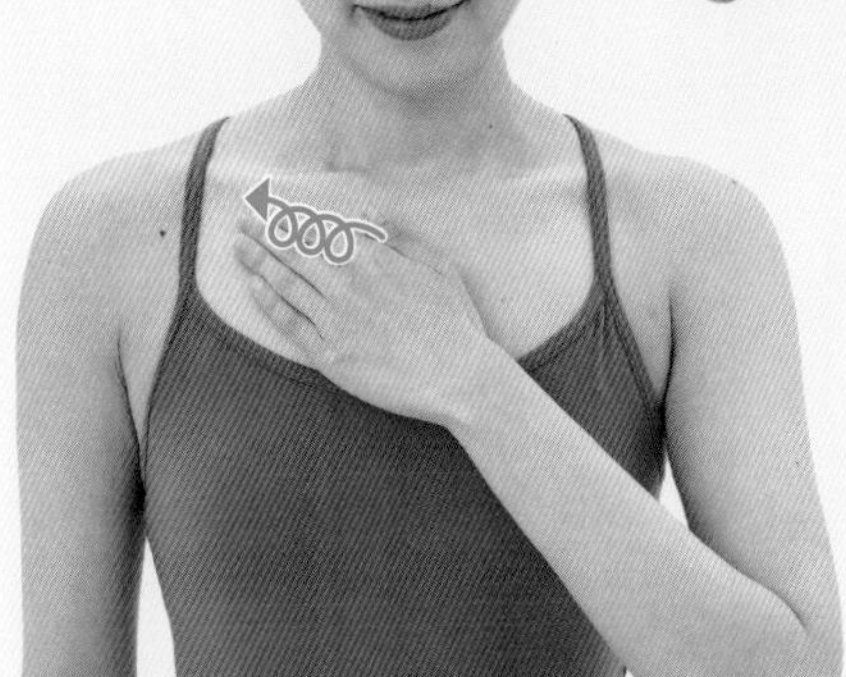

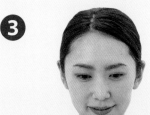

約15秒

左手の人さし指、中指、薬指の腹で右の鎖骨の下のラインを中央から右側へ位置をずらしながら、円を描くようにやさしくマッサージする。

聞こえがその場でよくなる！難聴や耳鳴りに効く 耳のツボを効率よく刺激する「1分耳ツボマッサージ」

東洋医学におけるツボ（経穴《けいけつ》）は、それぞれ特定の臓器と密接な関係があり、**耳と関係のあるツボを刺激すれば聞こえを改善する効果が得られます。**

こうしたツボ刺激を効率的に行うのが「1分耳ツボマッサージ」です。この耳トレでは、耳全体を軽くマッサージしたあとに、①耳の穴の入り口にある耳珠《じじゅ》という出っぱり（「耳門《じもん》」「聴宮《ちょうきゅう》」「聴会《ちょうえ》」というツボがある）を押す、②耳たぶ（裏に「翳風《えいふう》」というツボがある）をつまむ、③耳の上部（表に「神門《しんもん》」というツボがある）をつまむ、をくり返します（くわしくは80～82ページの図解を参照）。

ツボ刺激の効果は、西洋医学的にもそのメカニズムが解明されつつあり、痛気持ちいい皮膚の刺激によって脳内麻薬が誘導され、痛みやしびれのある部位のつらさを軽快してくれることが明らかになっています。**耳門、聴宮、聴会、翳風というツボが耳鳴りや耳のつまり感に効いたり、神門が自律神経の乱れを整えたりするのも、そうした生理学的な反応によるもの**なのでしょう。

1分耳ツボマッサージ

1セット約1分

① 体操スタート

体操の効果

耳には、難聴に効く「耳珠」、自律神経を整える「神門」など、耳トラブルの改善につながるツボが集中している。耳全体をマッサージすると、耳への血流もアップする。

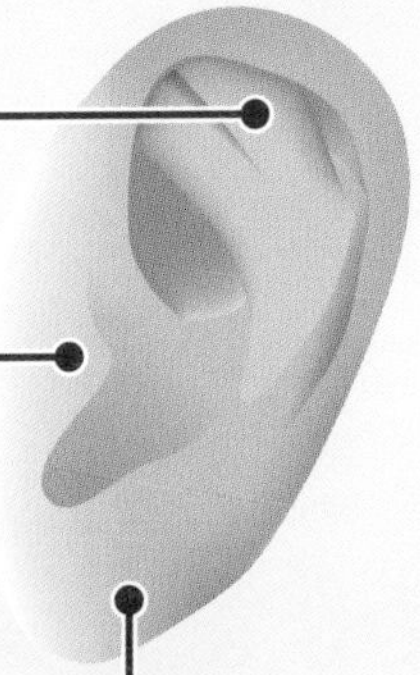

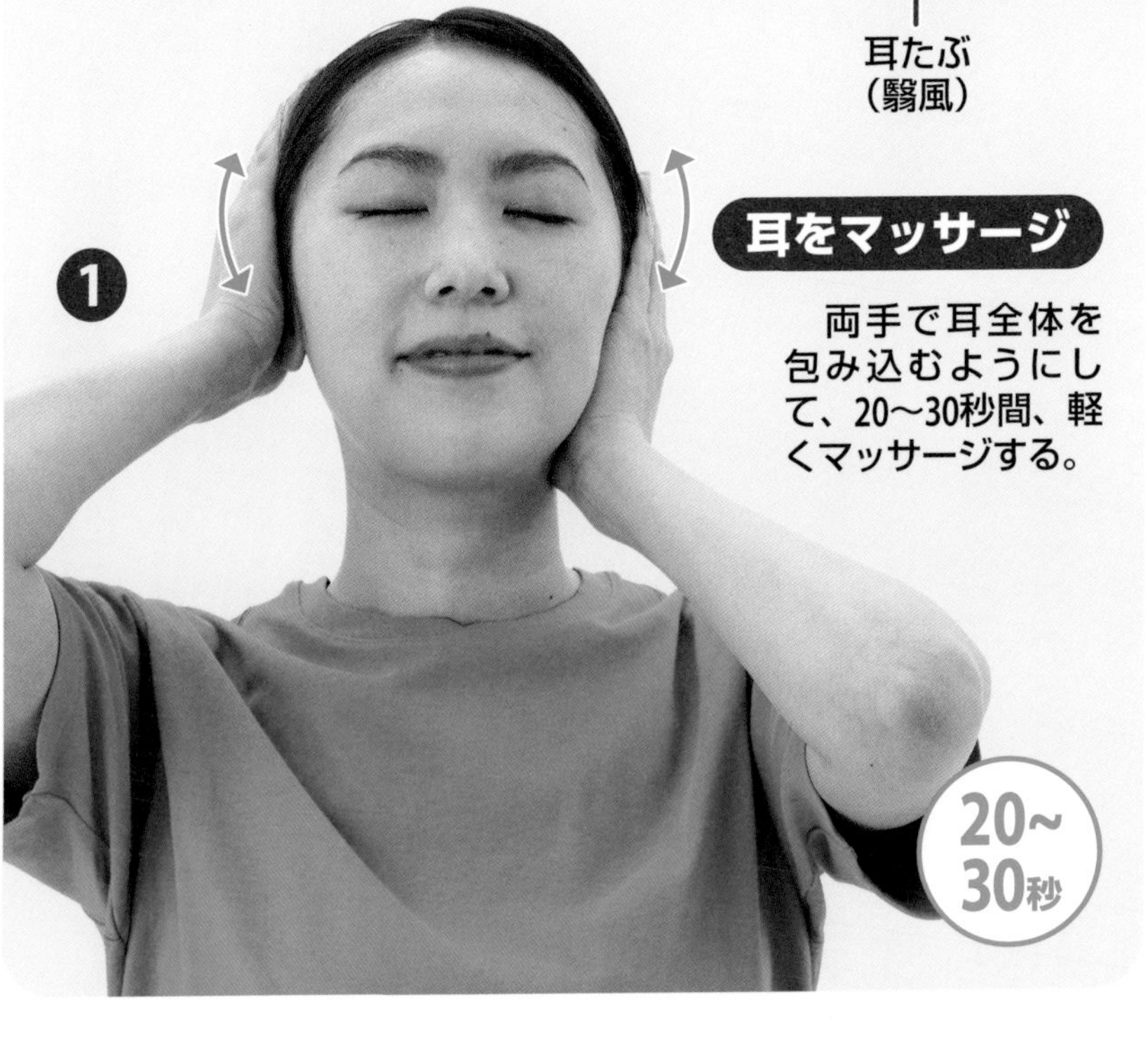

① **耳をマッサージ**

両手で耳全体を包み込むようにして、20〜30秒間、軽くマッサージする。

20〜30秒

③ ②

②

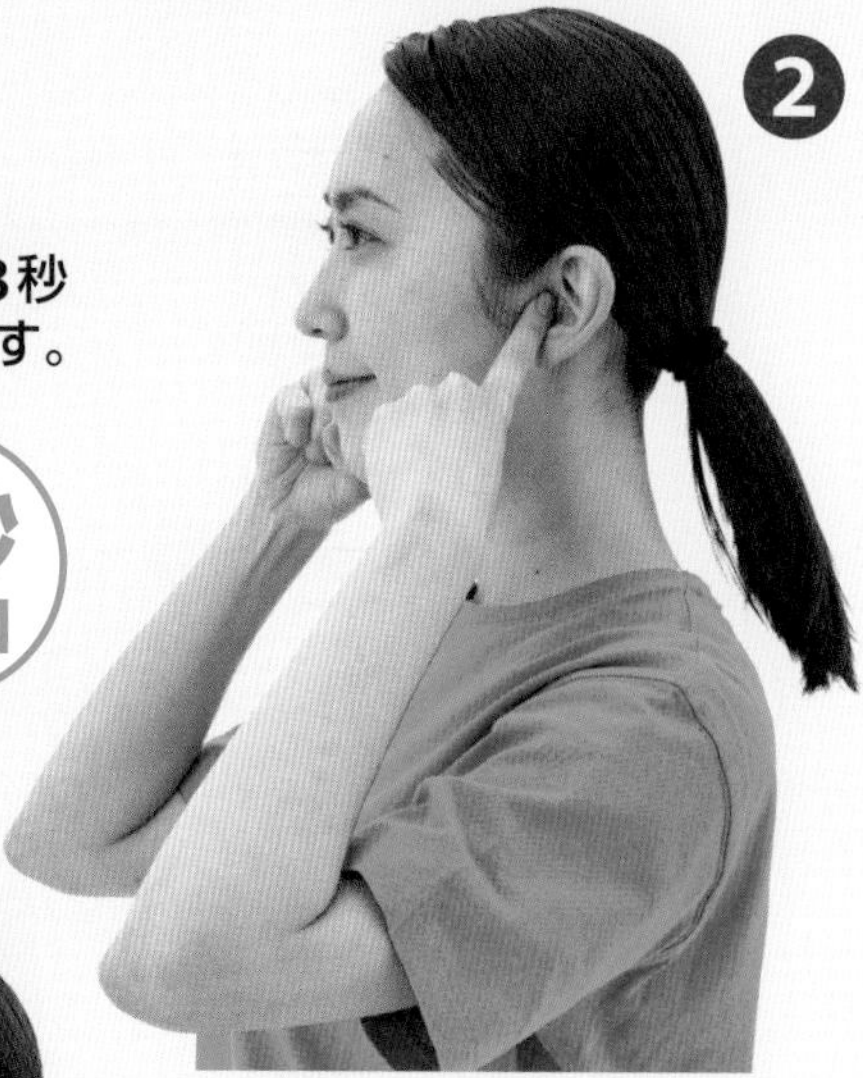

耳珠を押す

人さし指の腹で耳珠を3秒間押す。これを3回くり返す。

3秒 ×3回

③

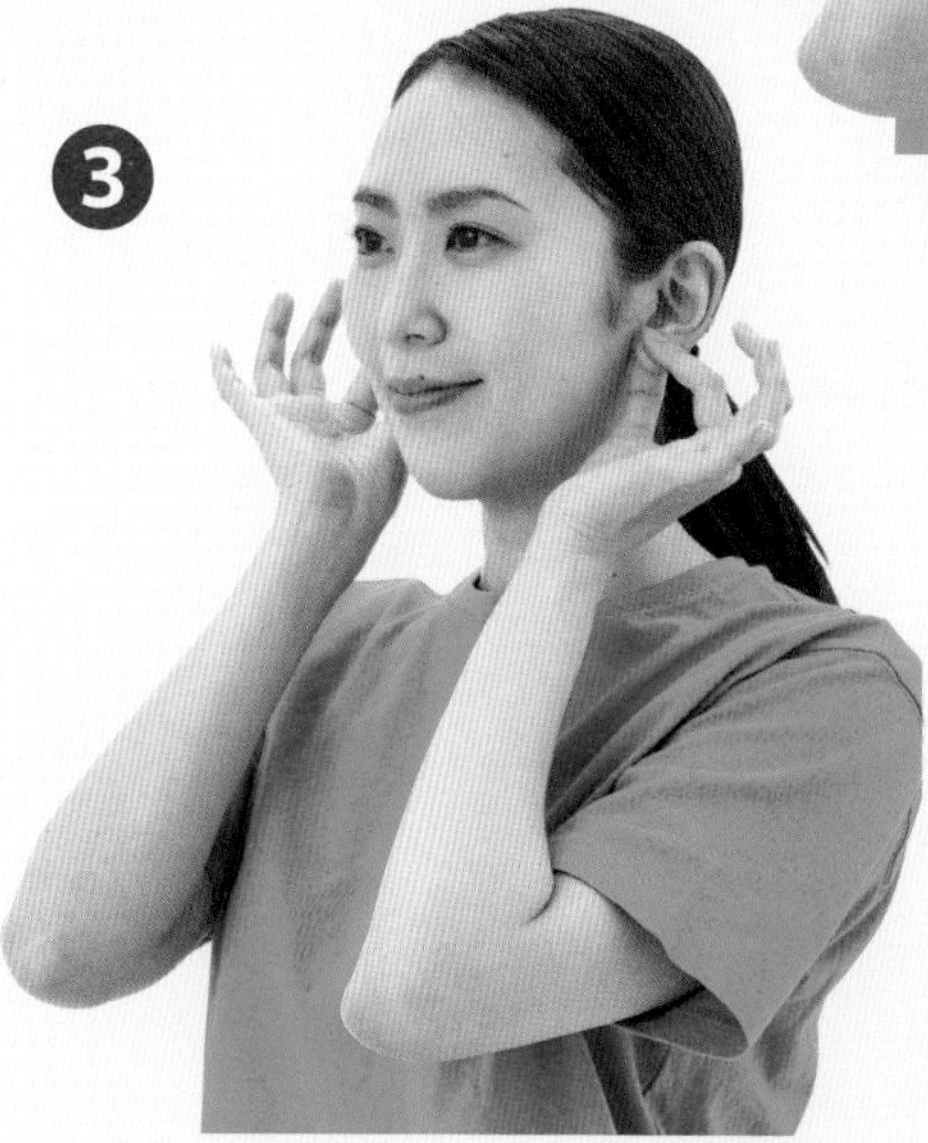

耳たぶをつまむ

親指と人さし指で耳たぶを3秒間つまむ。これを3回くり返す。

3秒 ×3回

1分耳ツボマッサージ

1セット約1分

約1分

④

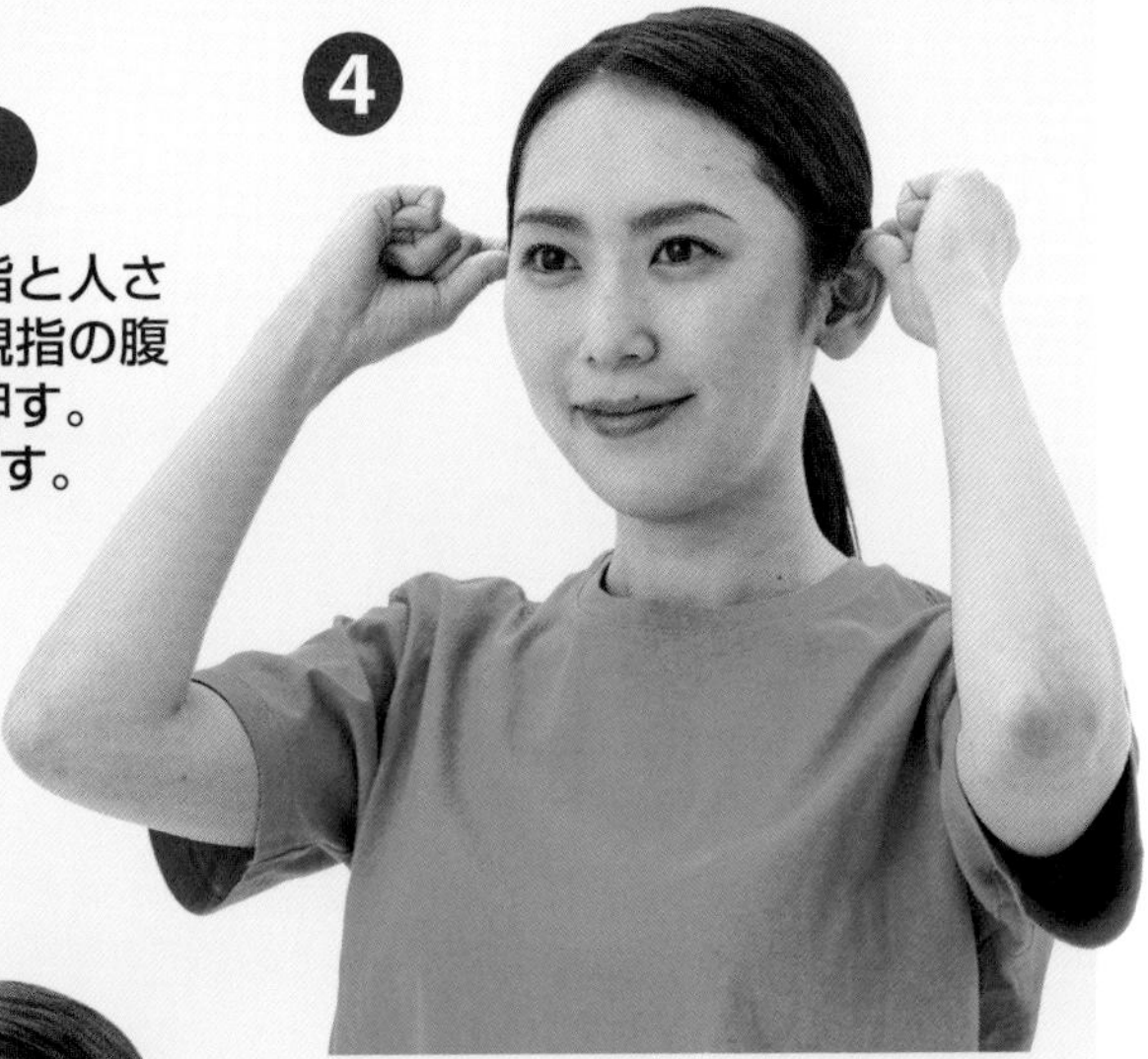

④

神門を押す

耳の上部を親指と人さし指でつまみ、親指の腹で神門を3秒間押す。これを3回くり返す。

3秒
×3回

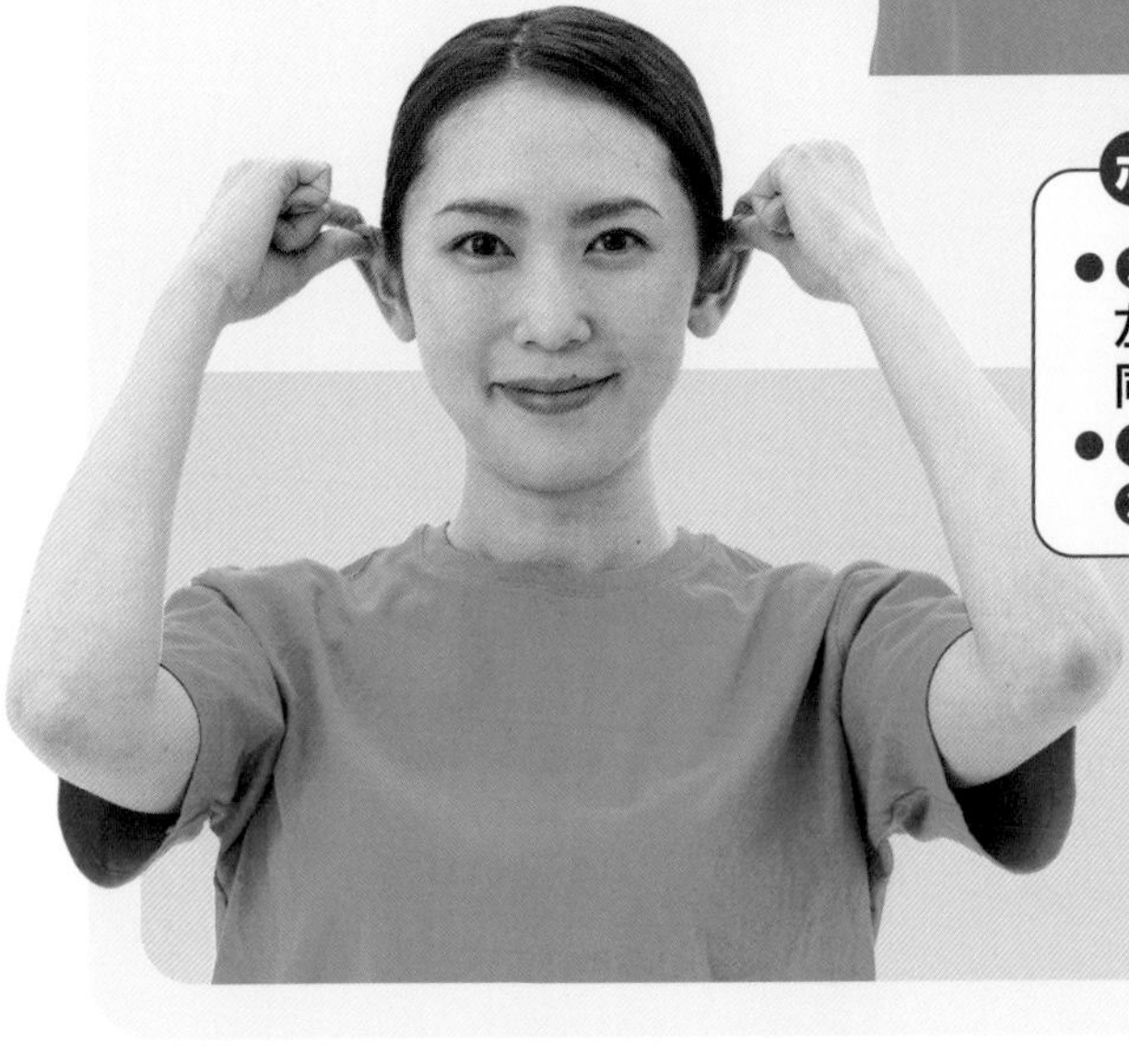

ポイント

- ❷～❹は、両手で左右の耳のツボを同時に刺激する
- ❶をやってから、❷～❹を行う

1日何回でもOK

第5章

メタボ・むくみによる耳鳴り・難聴は30分に1回立ち上がる「耳スクワット」で続々改善し、めまいも軽減！

埼玉医科大学客員教授
川越耳科学クリニック院長
坂田英明

耳鳴り・難聴・めまいは運動不足でドロドロ血液になる「メタボ」、体内に水分が蓄積する「むくみ」で多発

耳鳴り・難聴・めまいといった耳トラブルは、生活習慣の乱れによる体質的な問題で多く起こります。

私は、西洋医学に漢方などの東洋医学を取り入れて治療を行っており、ふだんから患者さんの体質を重視しています。中でも、**耳の不調を訴える患者さんに多い体質面の問題は、代謝（体内で行われる化学反応）の低下です。**

具体的には、おなかに内臓脂肪がたまる「メタボリックシンドローム」（代謝異常症候群。以下、メタボ）や、水分代謝の低下による「むくみ」が、耳トラブルに深くかかわっています。

まず、メタボは、食べすぎや運動不足で肥満に陥り、血液がドロドロになって高血圧、糖尿病、脂質異常症といった生活習慣病を招く不健康な状態です。東洋医学では、血液がドロドロになって流れにくくなることを「**瘀血**《おけつ》」といい、体調不良や病気の温床になると考えます。耳の不調も例外ではありません。血液が流

メタボやむくみが耳の不調を招く

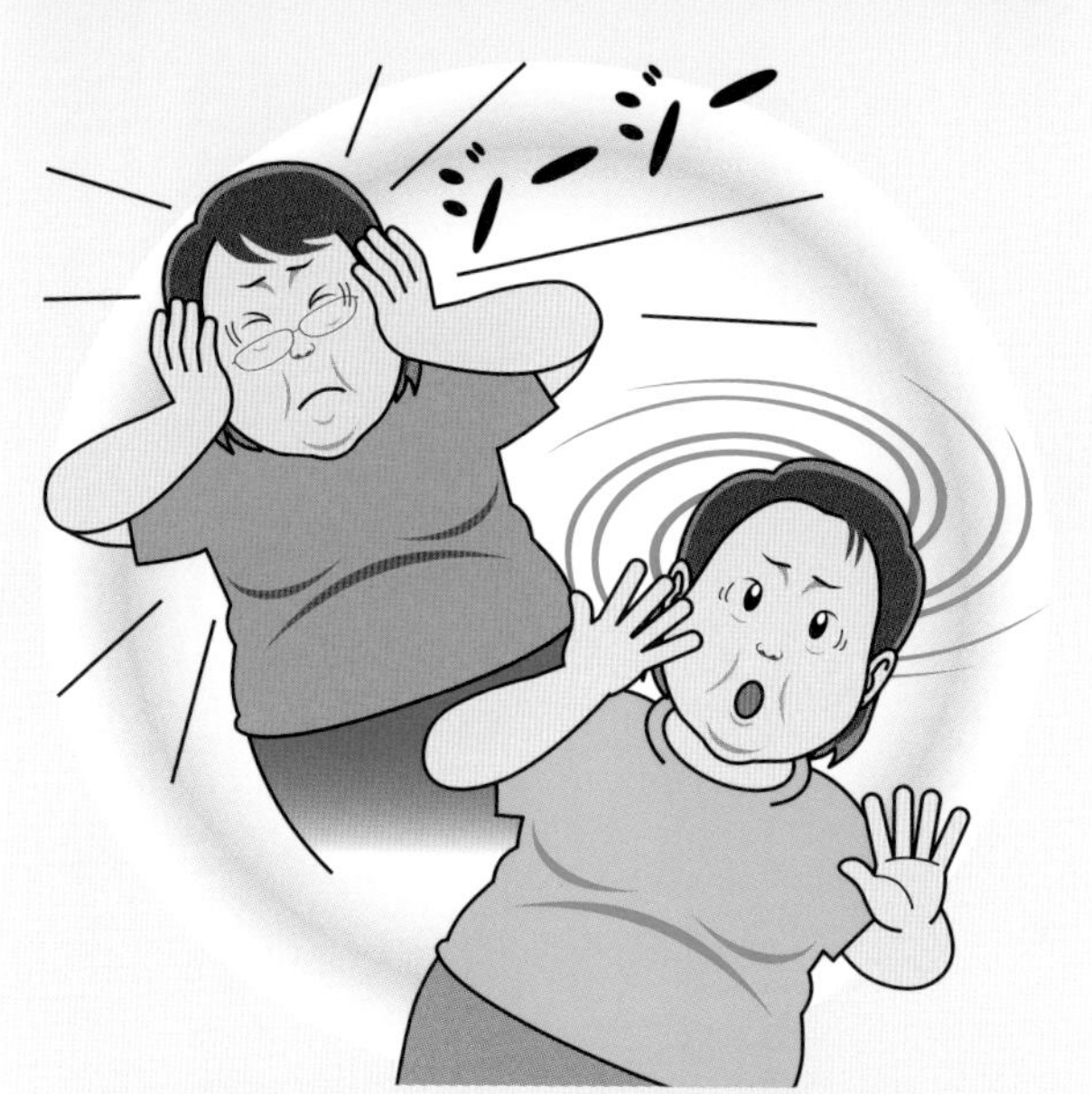

生活習慣の乱れに加え、代謝が衰えるとメタボで血流が滞ったり、むくみで内耳に余分な水分がたまったりして耳トラブルが起こりやすくなる。

れにくくなれば内耳《ないじ》に供給される酸素や栄養が乏しくなり、耳鳴り・難聴・めまいが起こりやすくなるのです。下腹太りで耳トラブルに悩まされている人は、メタボによる瘀血が原因である可能性が高いでしょう。

次に、むくみは、水分代謝の低下で体内に余分な水分がたまることで起こります。この状態は、東洋医学では**「水毒《すいどく》」**と呼ばれ、典型的な症状として耳の不調が現れます。とりわけ、**激しい回転性のめまいや耳鳴りなどを伴うメニエール病は、内耳のむくみが原因であることが指摘されています。**夕方になると顔や手足がパンパンにむくむ人で耳トラブルに悩まされている人は、水毒による悪影響が疑われます。

特に座りっぱなしの姿勢は音を脳へ伝える有毛細胞や平衡感覚を担う内耳の三半規管の働きを弱める

前の記事で述べたように、耳の不調に悩まされている人は、生活習慣が乱れており、メタボ体質やむくみ体質であることが少なくありません。**とりわけ、メタボやむくみを招くのは、一日じゅう座りっぱなしの不活発な生活です。**

近年、不活発な生活は、健康を害する重大原因であるとして世界的に問題視されています。例えば、WHO（世界保健機関）は、死に至る危険因子として高血圧、高血糖、喫煙とともに「身体不活動」をあげています。不活発な生活が健康にとってマイナスなのは、一日じゅう座りっぱなしでいると全身の血流が悪化し、各臓器の働きが衰えてしまうからでしょう。

内耳《ないじ》も血流不足の影響を受けやすい臓器です。特に、空気の振動を電気信号に変換して脳に伝える蝸牛《かぎゅう》、平衡《へいこう》感覚をつかさどる三半規管や前庭《ぜんてい》は、不活発な生活を続けて血流不足に陥ると、どんどん衰えていきます。耳の血流不足を解消するためには、耳トレ（第3・4章を参照）を実践するといいでしょう。

内耳の構造

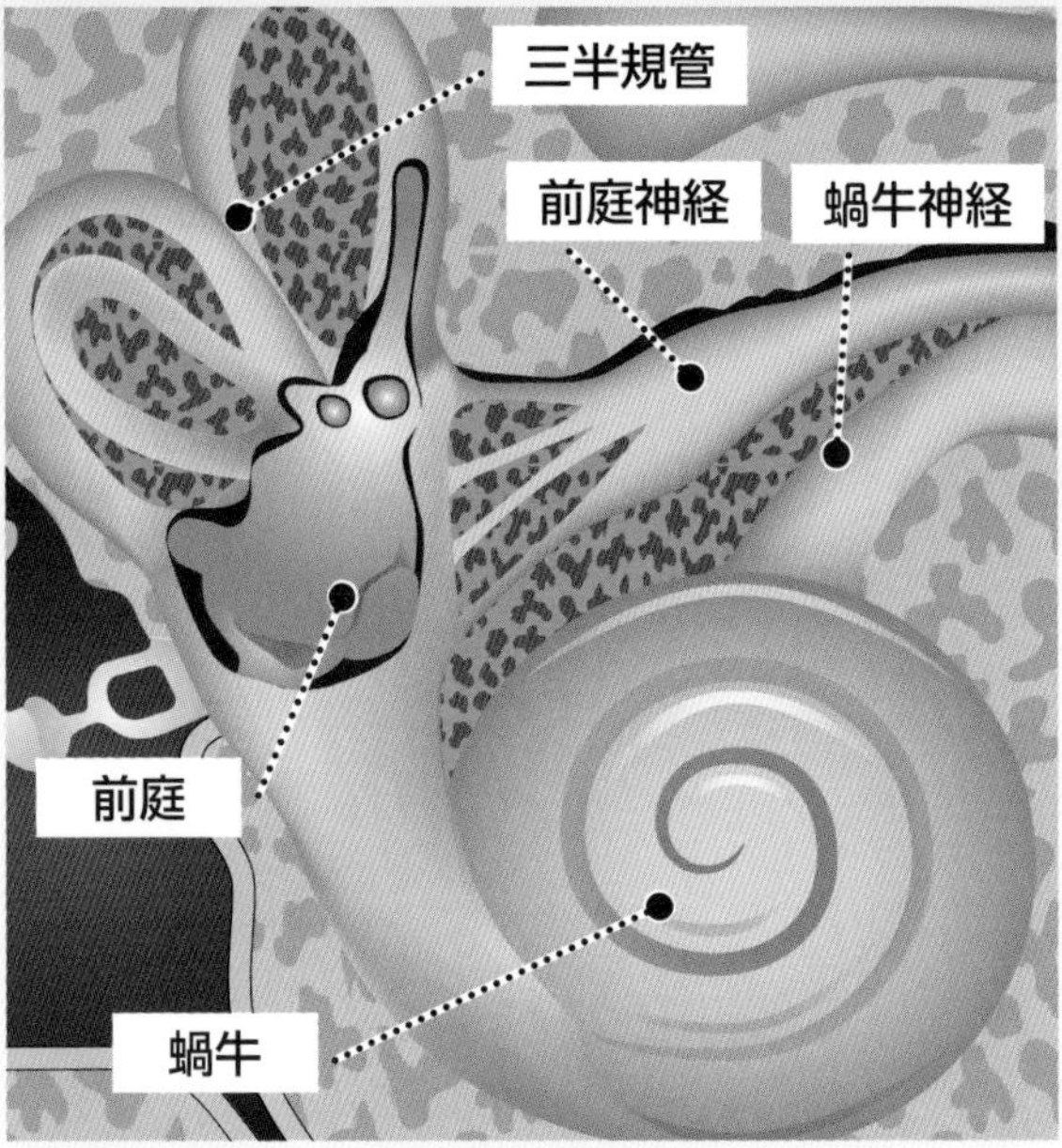

内耳は、体の回転運動を感じる三半規管、体の直線運動を感じる前庭、音の振動を電気信号に変換して脳に伝える蝸牛から構成されている。

実は、血流不足以外にも不活発な生活は内耳に悪影響を及ぼします。体を動かさないでいると、「耳石《じせき》」（89ページの図参照）という器官が動かなくなるのです。

内耳の前庭では、有毛細胞の上の耳石膜に炭酸カルシウムの結晶である耳石が層をなして乗っています。体が傾いたり、水平方向・垂直方向の動きが加わったりすると、耳石のズレが有毛細胞に伝わり、私たちは自分の頭がどこを向いていて、どのように動いているのかを感じ取ることができます。

しかし、**不活発な生活を続けていると耳石があまり動かないため、有毛細胞に刺激が伝わりにくくなります。すると、音の振動を脳に伝える有毛細胞が衰えて耳の不調が起こりやすくなるのです。**

有毛細胞は30分に1回立ち上がる「耳スクワット」で活気づき、耳鳴り・難聴の予防や改善に役立つ

私は、耳鳴り・難聴・めまいに悩まされている患者さんに「内耳《ないじ》エクサ」というセルフケアを指導しています。**内耳エクサは内耳の有毛細胞を活性化させることを目的とした1分体操で、全2パターンがあります。**

内耳エクサの第一は「耳スクワット」。これは30分に1回、イスから立ち上がるだけの簡単な運動法です。立ち上がったら1分程度、背伸びをしたり、前屈・後屈をしたり、トイレに行ったりして体を動かすことを心がけましょう。もちろん、立ち上がるだけでも耳石《じせき》が動くので有毛細胞を活性化させる効果を得られます。くわしくは、90～91㌻の図解を参照してください。

30分おきにイスから立ち上がることは、宇宙開発を行っているNASA（アメリカ航空宇宙局）も宇宙ステーションで活動するスタッフに推奨しています。宇宙空間では地上の10倍の速さで骨や筋肉、血管の老化が進むのですが、無重力状態で耳石が動かないことが、その大きな要因であると解明されたのです。

立ち上がるだけで内耳が刺激される

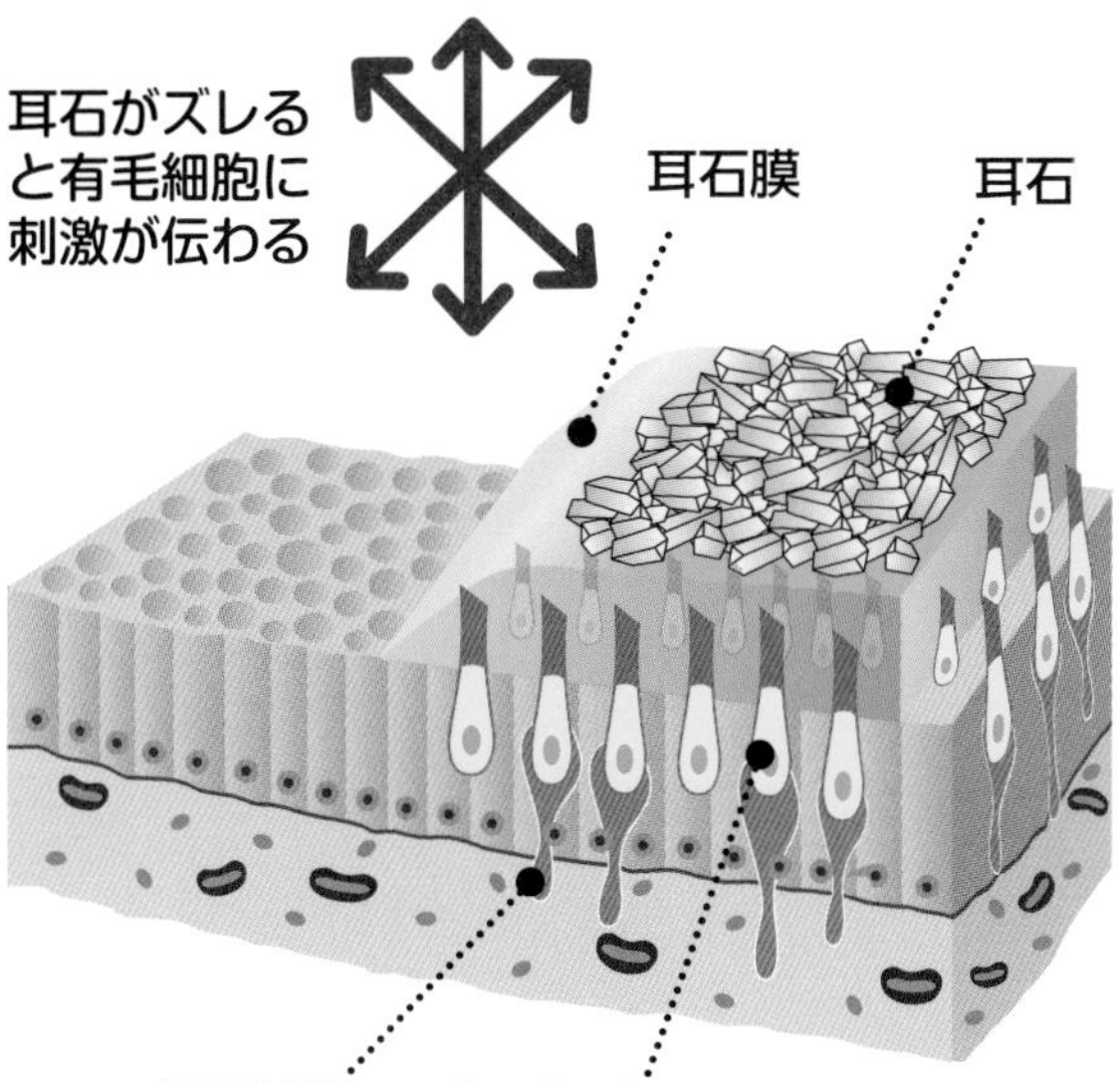

30分に1回立ち上がる耳スクワットを行うと、耳石が動いて有毛細胞が刺激される。有毛細胞が活性化すれば、耳の不調の改善につながる。

地上でも座りっぱなしの姿勢を続けていると、無重力空間と同じように耳石が動かない状態になり、全身の老化や耳の衰えが進みます。そこで、耳スクワットのように立ち上がる動作を行えば、頭が上下・斜めに動き、耳石が刺激されて有毛細胞が活性化し、耳トラブルの改善につながるというわけです。

耳スクワットは、座りっぱなしによる血流悪化の改善にも役立つと考えられます。

実際に、アメリカ糖尿病学会は「30分以上座位を続けたら、一度それを断ち切ること」や、「30分ごとに短時間（5分以下）の軽い身体活動を行うこと」を推奨しているのです。特に、メタボ体質の人は、耳スクワットを毎日の習慣にしてください。

内耳エクサ ❶

耳スクワット

30分に1回

① 体操スタート

デスクワークや読書、テレビ視聴などで30分くらいイスに座りっぱなしの状態が続いたら、イスから立ち上がる。

❶

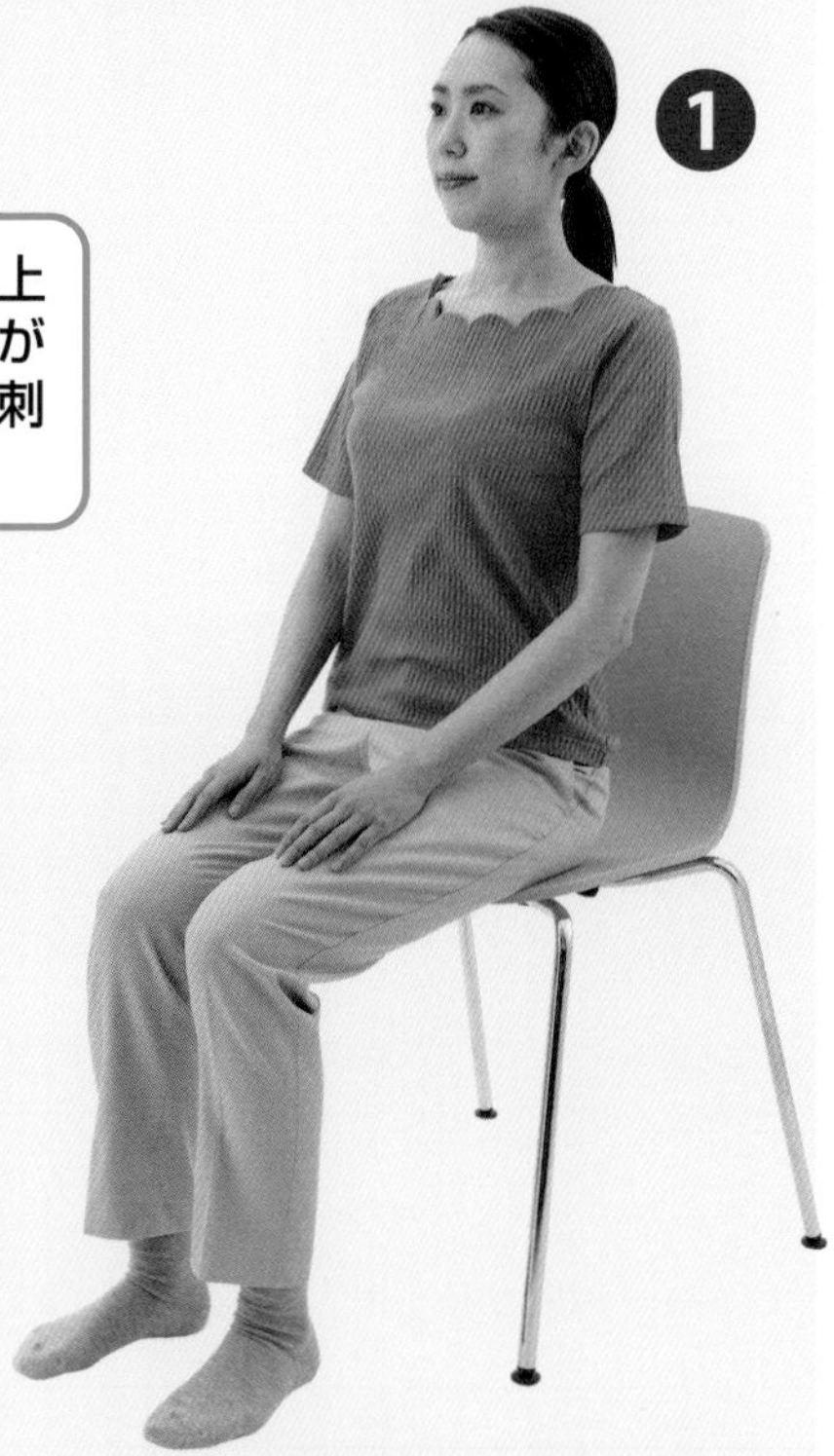

イスに座りっぱなしの状態が長時間続く。

②

体操の効果

立ち上がる動作は、耳石を刺激するとともに、有毛細胞を活性化させる。

❷

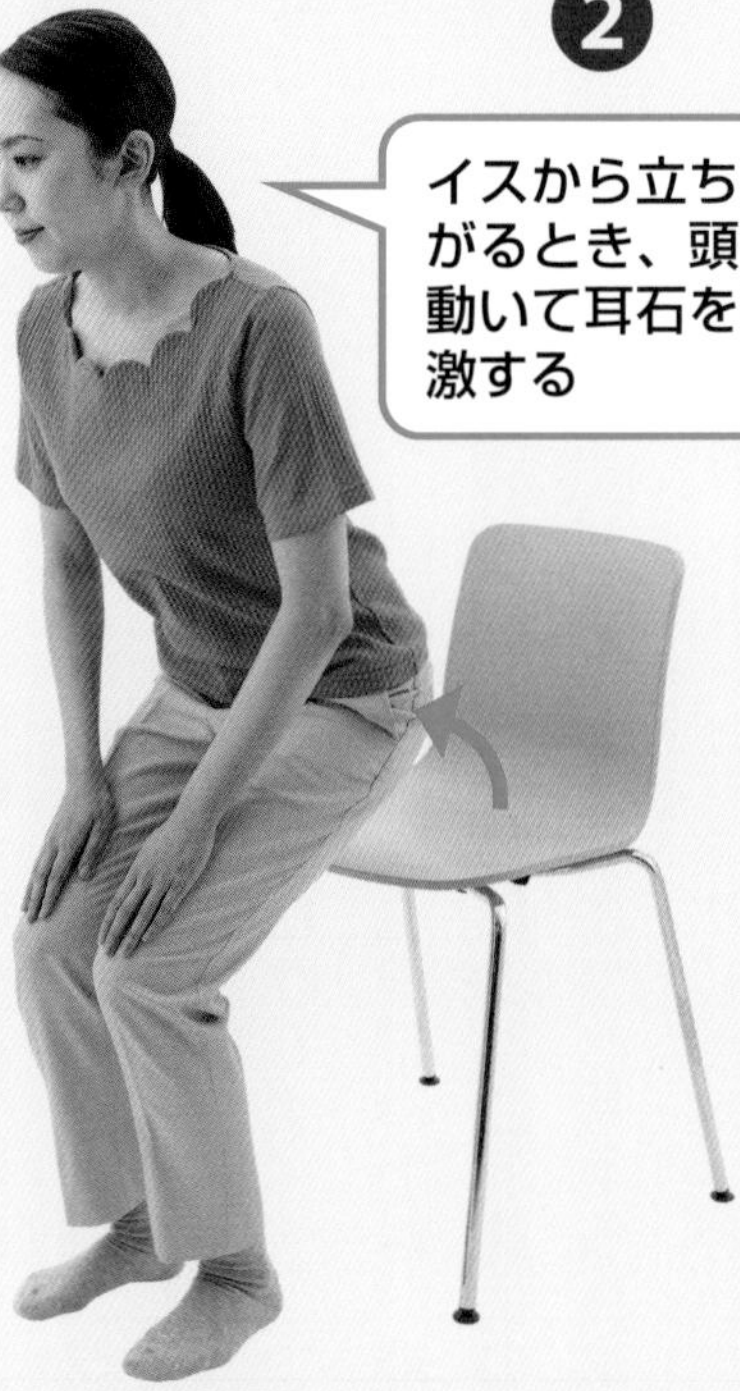

イスから立ち上がるとき、頭が動いて耳石を刺激する

30分に1回は、イスから立ち上がる。

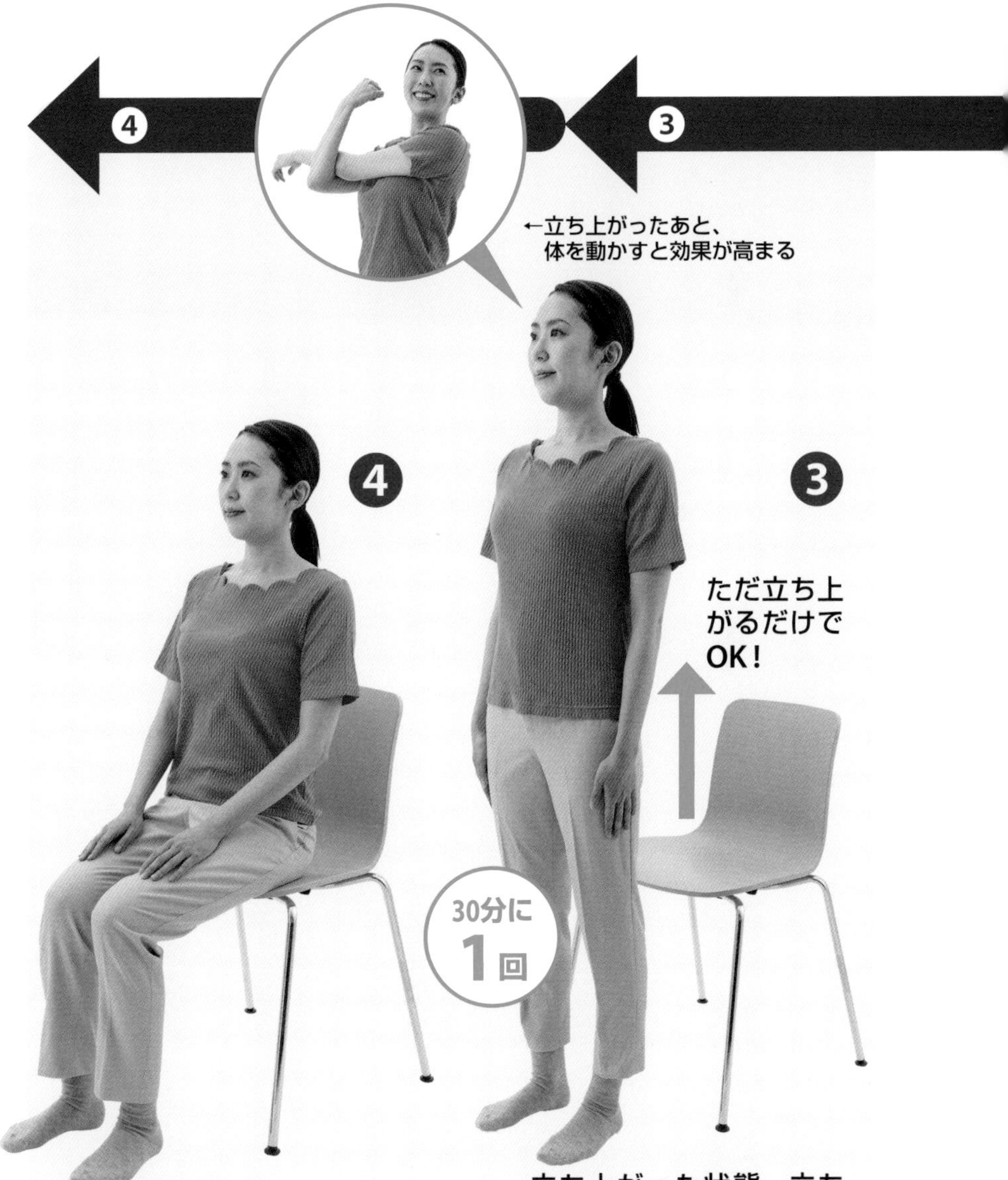

立ち上がった状態。立ち上がったら、休憩・気分転換を行うことが大切。

再びイスに座る。

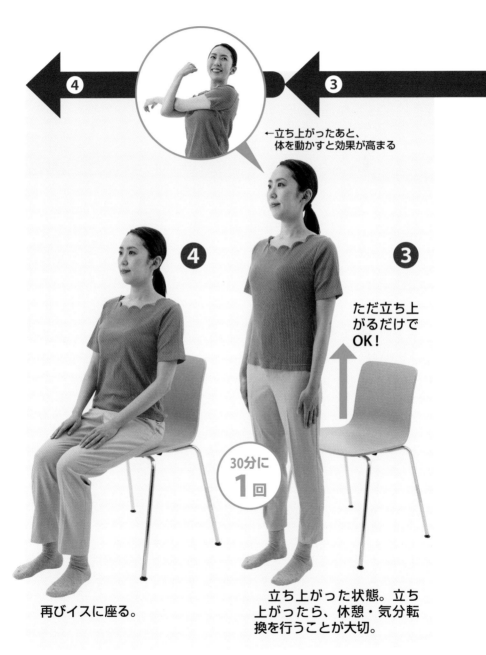

「1分しこ踏み」もやればメタボ・むくみが退き、三半規管や耳石が鍛えられてグルグルめまいも改善

内耳《ないじ》エクサの第二は、平衡《へいこう》感覚をつかさどる三半規管や耳石の衰えを回復するのに最適な「1分しこ踏み」です。

1分しこ踏みは、相撲の力士が土俵入りのときに行うしこ踏みの要領で、股割《また》りの状態から片足ずつ大きく上げることをくり返す1分体操です。片足を上げて股割りに戻すのに約6秒。左右で12秒として、5回やることをくり返します（合計1分）。くわしくは、94～95㌻の図解を参照してください。

本来、しこ踏みは、股関《こ》節を柔軟にするとともに腰回りの筋肉を強化することを目的に行います。力士が激しい取り組みを行っても、ケガをすることなく下半身の力を存分に発揮できるのは、しこ踏みのおかげといえるでしょう。

とはいえ、**1分しこ踏みの目的は、下半身をトレーニングすることではありません。股割りの状態から片足を持ち上げ、体や頭を大きく傾かせ、内耳《ないじ》の三半規管や耳石《じせき》、有毛細胞に刺激を与えることが重要になります。それによって平衡感**

覚が正常化し、主にめまいの改善に役立つのです。

さらに、**1分しこ踏みを行えば、代謝アップの効果も期待できます。**全身の筋肉の約7割は太もも、ふくらはぎ、お尻《しり》などの下半身に集中しています。そのため、1分しこ踏みをやると血液中の糖や体脂肪がエネルギーとして消費され、耳トラブルの要因の一つであるメタボの解消に役立ちます。

また、**1分しこ踏みで両足を片足ずつくり返し上げることで、下半身に滞りがちな血液やリンパ液が心臓に戻りやすくなります。その結果、体のむくみも退きます。**

ですから1分しこ踏みは、内耳のむくみで回転性のグルグルめまいが現れるメニエール病の改善にも有効です。

回転性のめまいも改善する

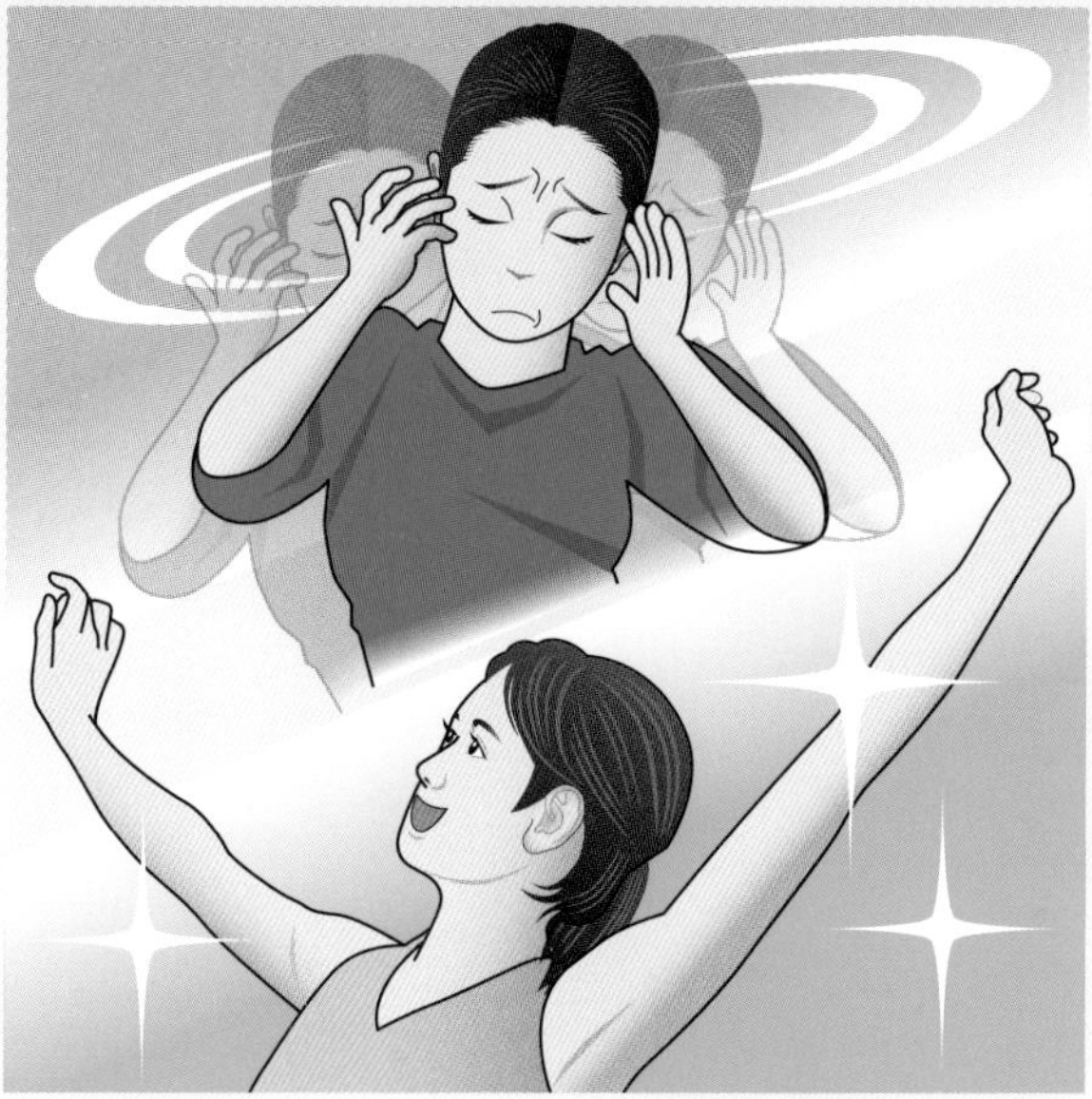

1分しこ踏みをやると平衡感覚が正され、むくみも解消される。内耳のむくみで回転性のめまいが現れるメニエール病の改善も期待できる。

1分しこ踏み

1セット1分

❶ 体操スタート → ❷

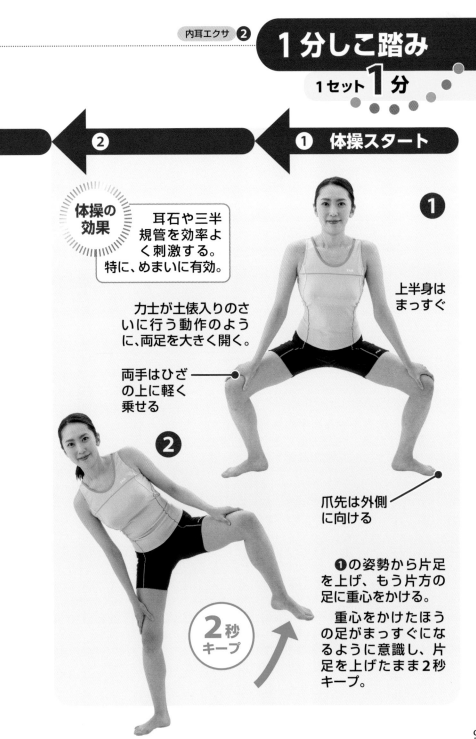

体操の効果
耳石や三半規管を効率よく刺激する。特に、めまいに有効。

❶

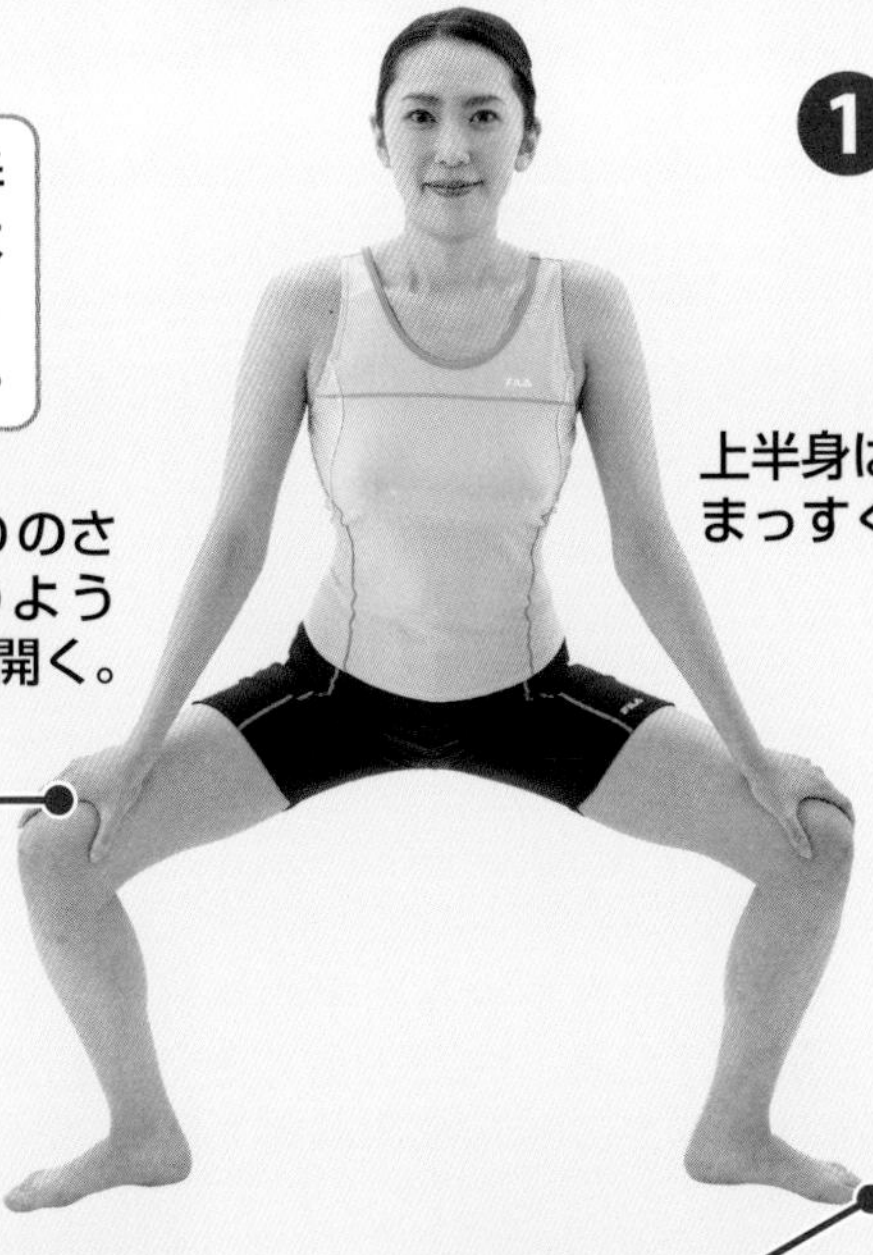

上半身はまっすぐ

力士が土俵入りのさいに行う動作のように、両足を大きく開く。

両手はひざの上に軽く乗せる

爪先は外側に向ける

❷

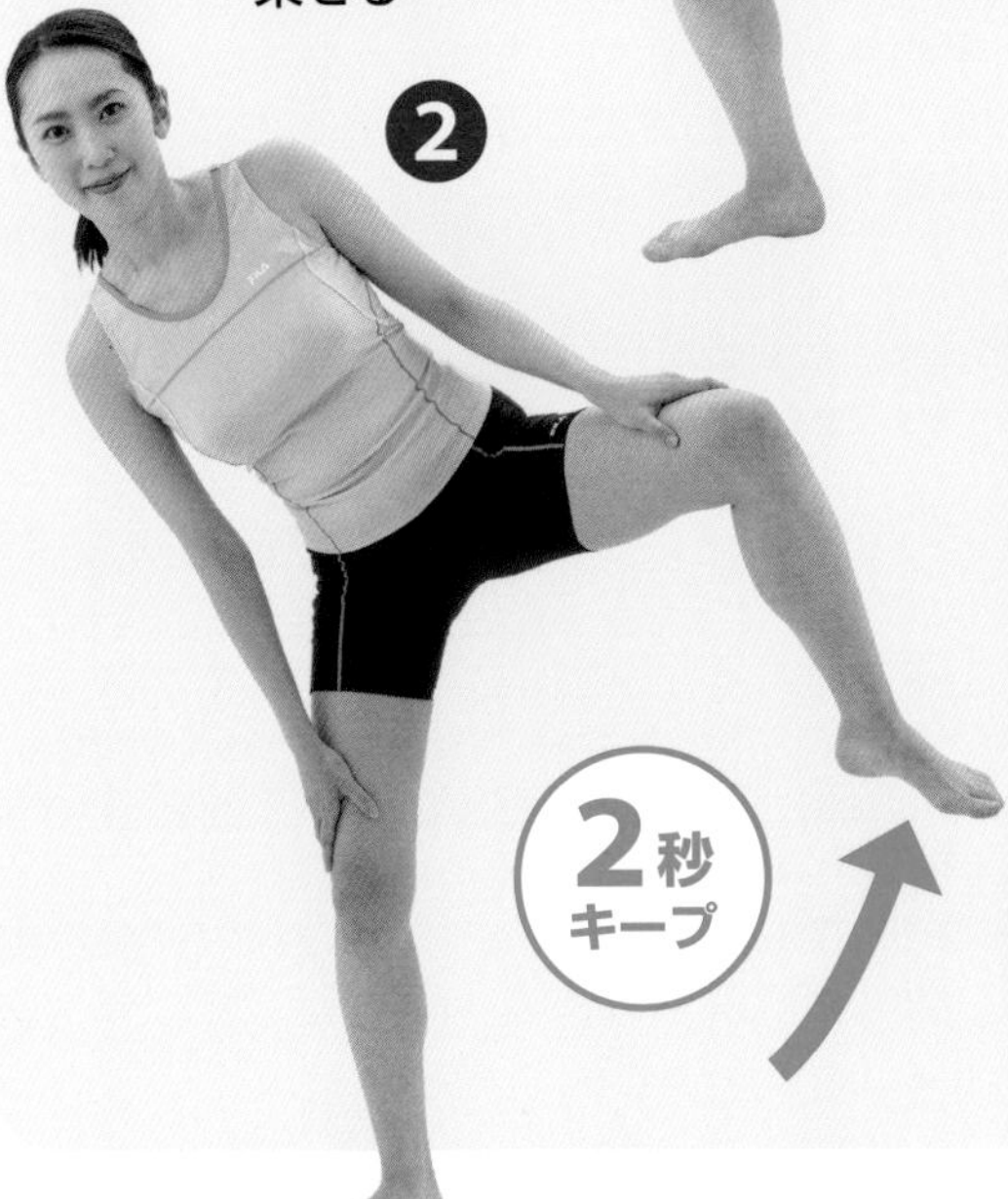

2秒キープ

❶の姿勢から片足を上げ、もう片方の足に重心をかける。

重心をかけたほうの足がまっすぐになるように意識し、片足を上げたまま2秒キープ。

1分 ← ❶〜❹をくり返す ← ❹ ← ❸

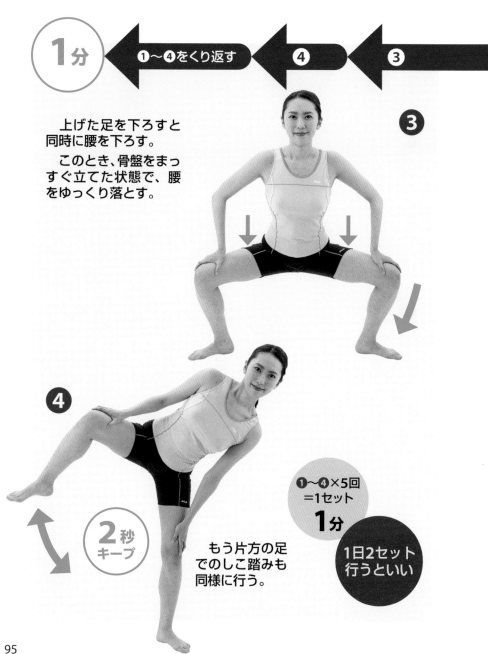

❸

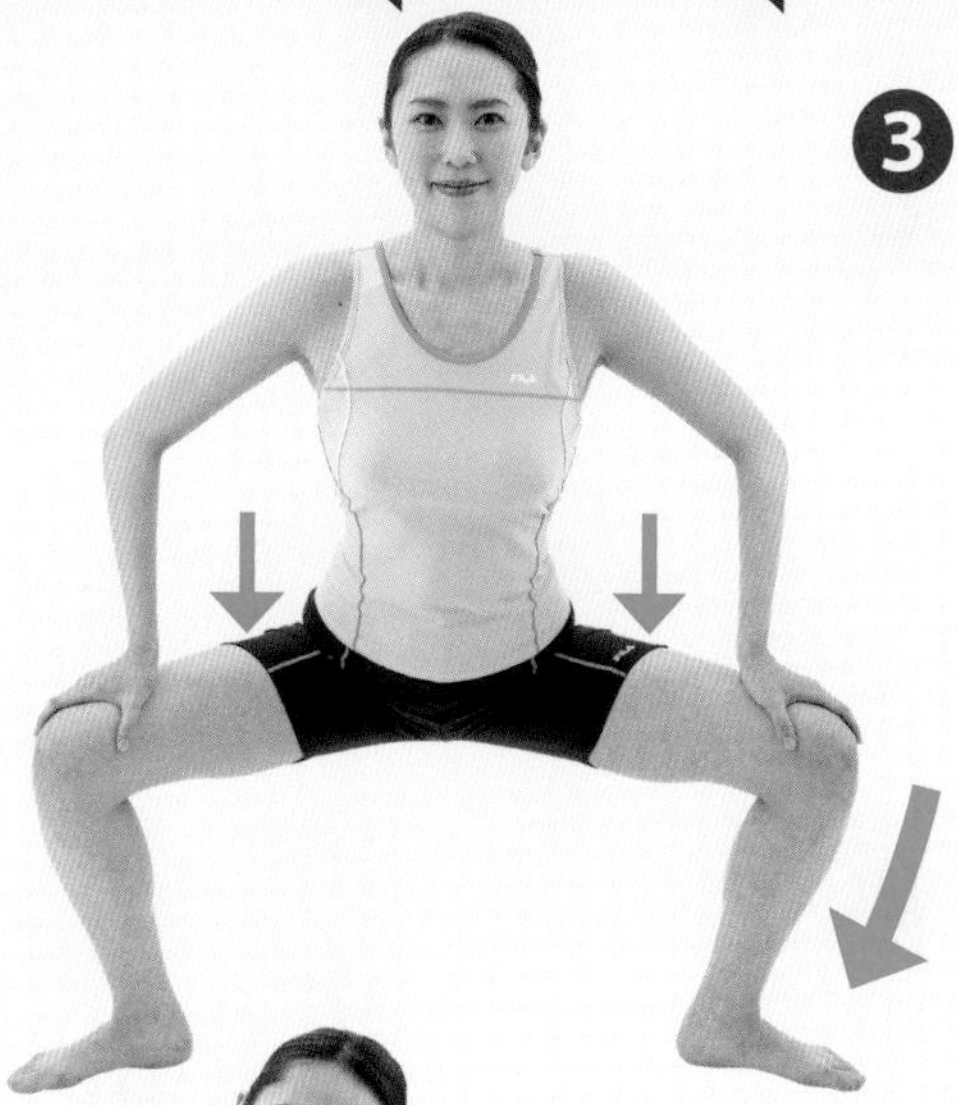

上げた足を下ろすと同時に腰を下ろす。

このとき、骨盤をまっすぐ立てた状態で、腰をゆっくり落とす。

❹

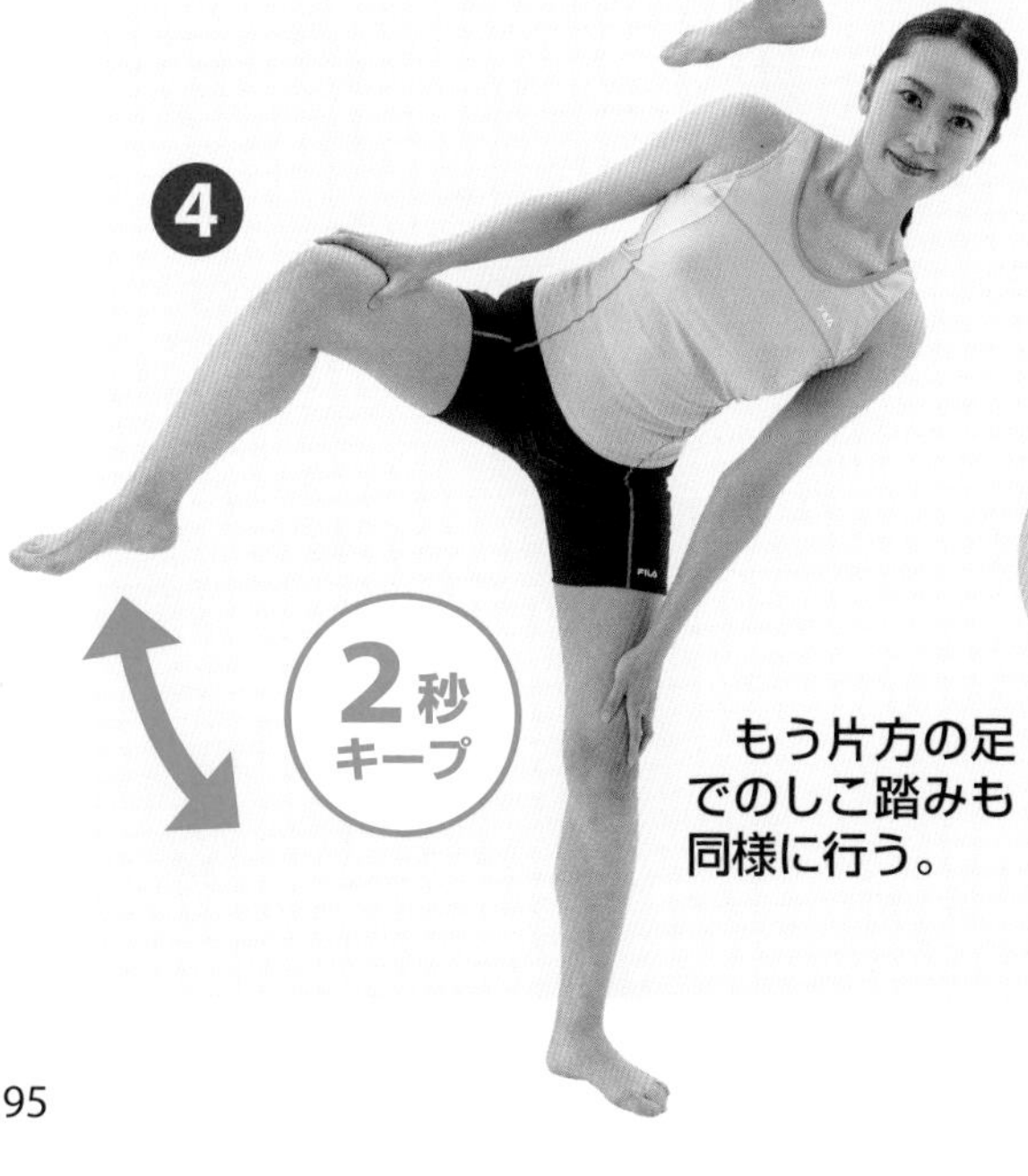

2秒キープ

もう片方の足でのしこ踏みも同様に行う。

❶〜❹×5回=1セット 1分

1日2セット行うといい

イヤホンで音楽を聴くことをやめ「耳スクワット」も実行したら、耳鳴りが軽減して職場復帰を果たせた

埼玉県に住む越智《おち》恵美《めぐみ》さん（38歳・仮名）は、エンジニアとして働いている会社員の女性で、一日じゅうパソコンに向かって仕事をしています。

そんな越智さんが耳鳴りに悩まされるようになったのは、今から5年前のことでした。右耳に「キーン」というかん高い耳鳴りが現れるようになり、しだいにその異音が大きく聞こえるようになったのです。

始終やむことのない耳鳴りは、とりわけ寝床に就いたあとに気になり、不眠にも悩まされたという越智さん。また、めまいも現れ、イスから立ち上がったときに頭がクラッとして倒れそうになることが増えたそうです

越智さんが、私のクリニックを受診したのは２０２０年10月。コロナ禍《か》のために自宅でテレワークをしていたそうですが、耳鳴りや睡眠不足、体のふらつきがひどくて緊急事態宣言の解除後に会社へ行けなくなったといいます。

ふだんの生活をたずねると、朝から晩までイスに座りながらパソコン作業をし

ており、仕事中はイヤホンで音楽を聴いているとのこと。このように座りっぱなしで、大きな音に耳をさらす生活は、耳の不調を招く悪しき温床になります。

そこで、**私は、耳鳴りの改善にいい漢方薬の「半夏厚朴湯《はんげこうぼくとう》」を処方し、イヤホンで音楽を聴くことをやめるなどの生活習慣の改善指導を行いました。それに加えて、内耳《ないじ》エクサの「耳スクワット」をすすめた**のです。

30分おきにイスから立ち上がる

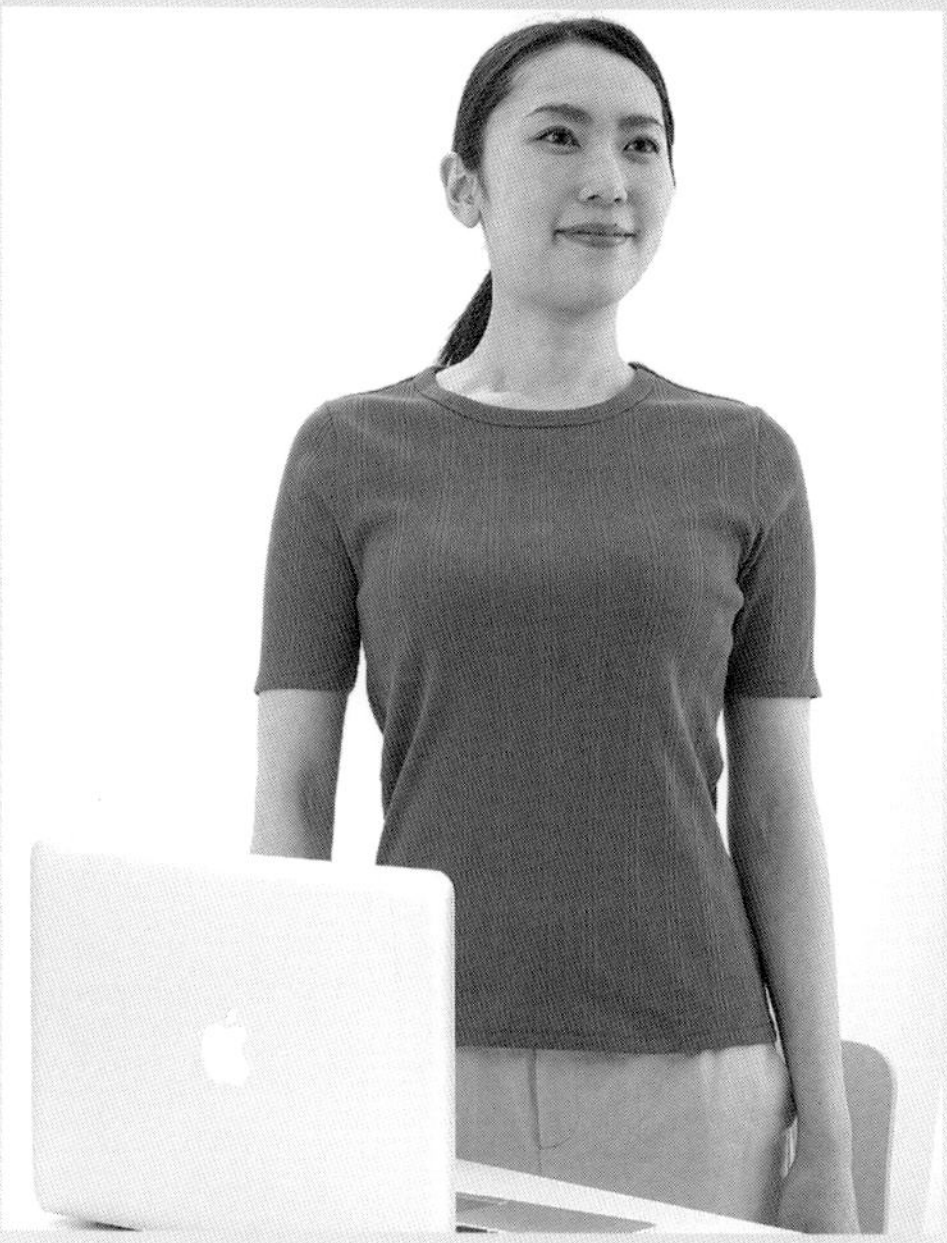

座りっぱなしの生活は、耳の血流不足を招く。デスクワークやパソコン作業を長時間行う人には、耳スクワットが最適。

その日から越智さんは、漢方薬を服用し、仕事中はイヤホンで音楽を聴くことをやめ、必ず30分おきに立ち上がることを実行しました。

すると、2週間後には、**耳鳴りが顕著に軽減。夜中にぐっすりと眠れて睡眠不足が解消し、体もふらつかなくなった**のです。

越智さんは、待望の職場復帰を果たし、元気いっぱいに働いています。

酔っているようなフワフワとしためまいの症状が「1分しこ踏み」をやったら散歩ができるほど大幅改善

埼玉県に住む塚本次郎《つかもとじろう》さん（72歳・仮名）は、1年前にめまいを訴えて当クリニックを受診した患者さんです。**当時は、歩いたときにフワフワと酩酊《めいてい》しているかのような違和感があり、ふらついて外出することもままならない状態でした。**すでに高血圧、糖尿病、不整脈といった既往症があり、他院で治療を受けていた塚本さん。体温は、常に35度C台と低めでした。めまいの原因は、代謝低下や血流不足ではないかと考えられます。

そこで、**私は、自律神経調整薬や血液循環薬、めまいの改善にいい漢方薬の「人参養栄湯《にんじんようえいとう》」を処方。さらに、生活習慣の改善指導を行うとともに、内耳エクサの「1分しこ踏み」を指導し、自宅で行うようにすすめた**のです。

薬の服用、生活習慣改善の取り組みとともに、1分しこ踏みを毎日欠かさずに実行した塚本さん。**その結果、めまいが大幅に改善。1ヵ月後には散歩ができるようになりました。**体温は36度C台に上がり、健康状態も良好だそうです。

生活
セルフケア

第6章

音楽を聴くときは体をゆらす、キャンドルの炎を眺めながら家で過ごすなど、聞こえの悪さの改善に役立つ生活術

国際医療福祉大学
医学部耳鼻咽喉科教授
中川雅文

テレビは間違って視聴すると耳の不調を招きやすく、画面の高さ×3〜5倍離れて観るのが基本

コロナ禍《か》で、家の中で過ごす時間が増えています。

朝起きて耳鳴りや耳づまりといった耳の不調を感じた場合、それは前日にテレビをずっと観ていたせいで、耳への過大な負担「耳ストレス」がかかっていたことが原因かもしれません。あるいは、テレビを朝つけたとき、その音量が大きい、としばしば感じるようなことがあれば注意が必要です。

最近の大型液晶画面のテレビは、昔のブラウン管テレビのように画面からかなり離れた位置から観るような設計では作られていません。

液晶画面のテレビの多くは、背面や側面にスピーカーが取りつけてあります。正面から聞こえる音と回り込むように聞こえてくる音の2種類の音によって、ダイナミックな音響を実現しています。

例えば、**テレビドラマの俳優の声は、画面の高さの3〜5倍の距離で視聴するとよく聞き取れます。それ以上離れると効果音ばかりが強調されてしまい、俳優**

の声がうまく聞き取れなくなります。

つまり、液晶画面のテレビは「画面の高さ×3〜5倍離れた距離」から観るように設計されているのです。

テレビは画面の高さ×3〜5倍離れて観る

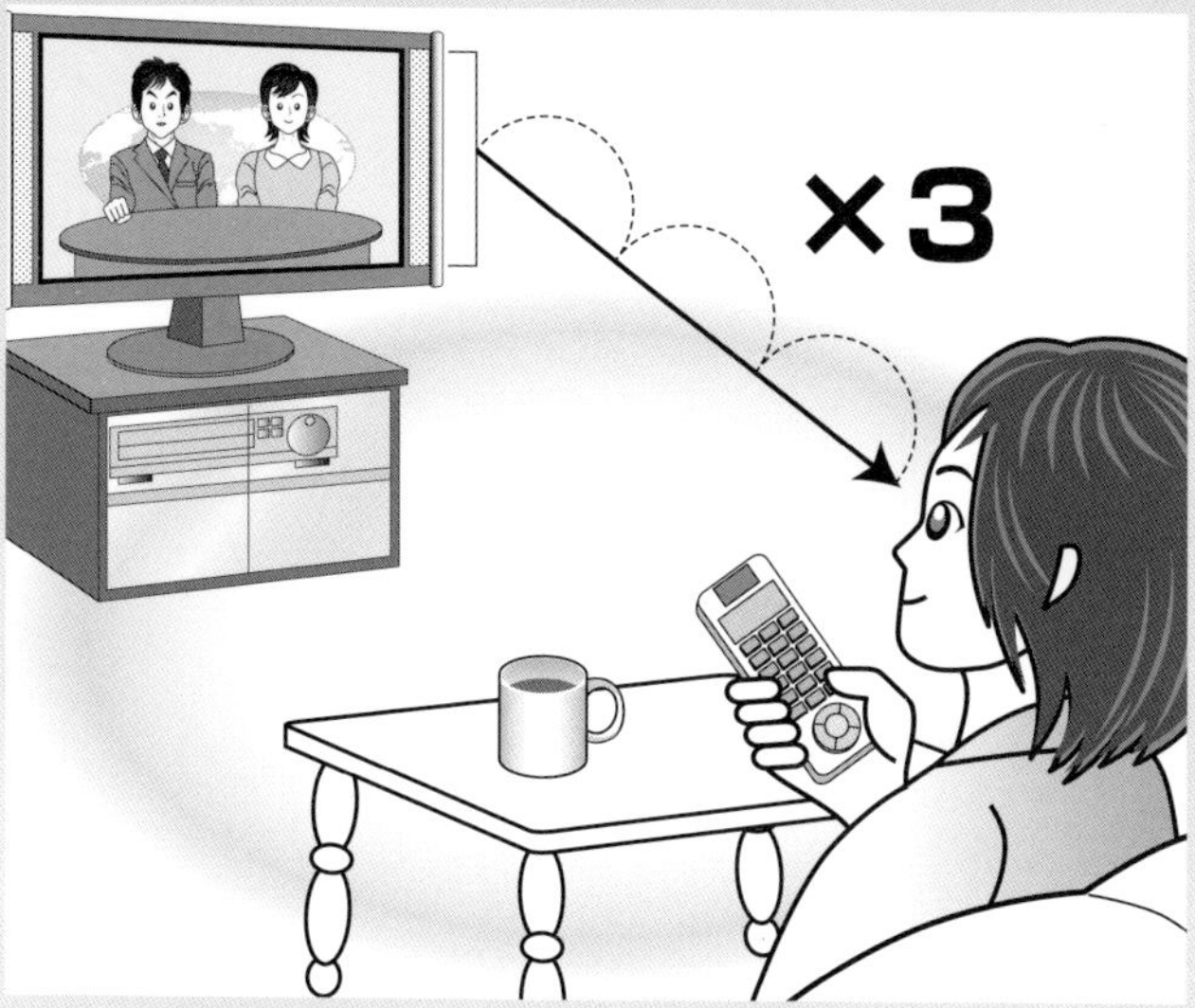

大型液晶画面のテレビは、画面の高さの3〜5倍離れた距離から観ることを想定して設計されている。その着座位置でテレビを視聴しよう。

そんなテレビのしくみを知らずに、離れすぎた席に陣取って「よく聞こえない」と音量を上げすぎてしまう人が少なくありません。

しかし、テレビの音量を上げすぎてしまうと大きな耳ストレスがかかり、耳鳴りや聞こえにくさといった耳トラブルを招きかねません。**家事やリモートワークでの「ながらテレビ」は、耳ストレスの原因となります。**まずは、耳ストレスを減らすライフスタイルの実践を心がけてみてください。

ステイホームやリモートワークで「イヤホン難聴」が急増！ 防ぐには雑音除去機能つきヘッドホンがおすすめ

耳の不調を引き起こす最大の要因は「大きな音」と「長時間これを聞きつづけること」の二つです。こういうと、「大音量の音楽や騒音を聞きつづけるようなことはないから大丈夫」という声が返ってきそうですが、私たちのライフスタイルは様変わりしており、決して大丈夫といい切れません。

近年、特に問題となっているのが、スマートフォン（以下、スマホ）の普及とともに増えている「イヤホン難聴」です。もはや、すべての世代の人が、そのリスクにさらされているといっても過言ではないでしょう。

また、イヤホンやヘッドホンを使って音楽や英会話、ラジオを楽しむ人もたくさんいますが、実は、そんな生活が耳鳴り、耳のつまり感、聞こえにくさといった耳の不調の要因になります。コロナ禍《か》でステイホームやリモートワークが増えていますが、そんな中で、こうした生活が習慣化すれば、本格的な難聴（いわゆる「イヤホン難聴」「ヘッドホン難聴」）になってしまう危険性も高まるのです。

イヤホン難聴を防ぐコツ

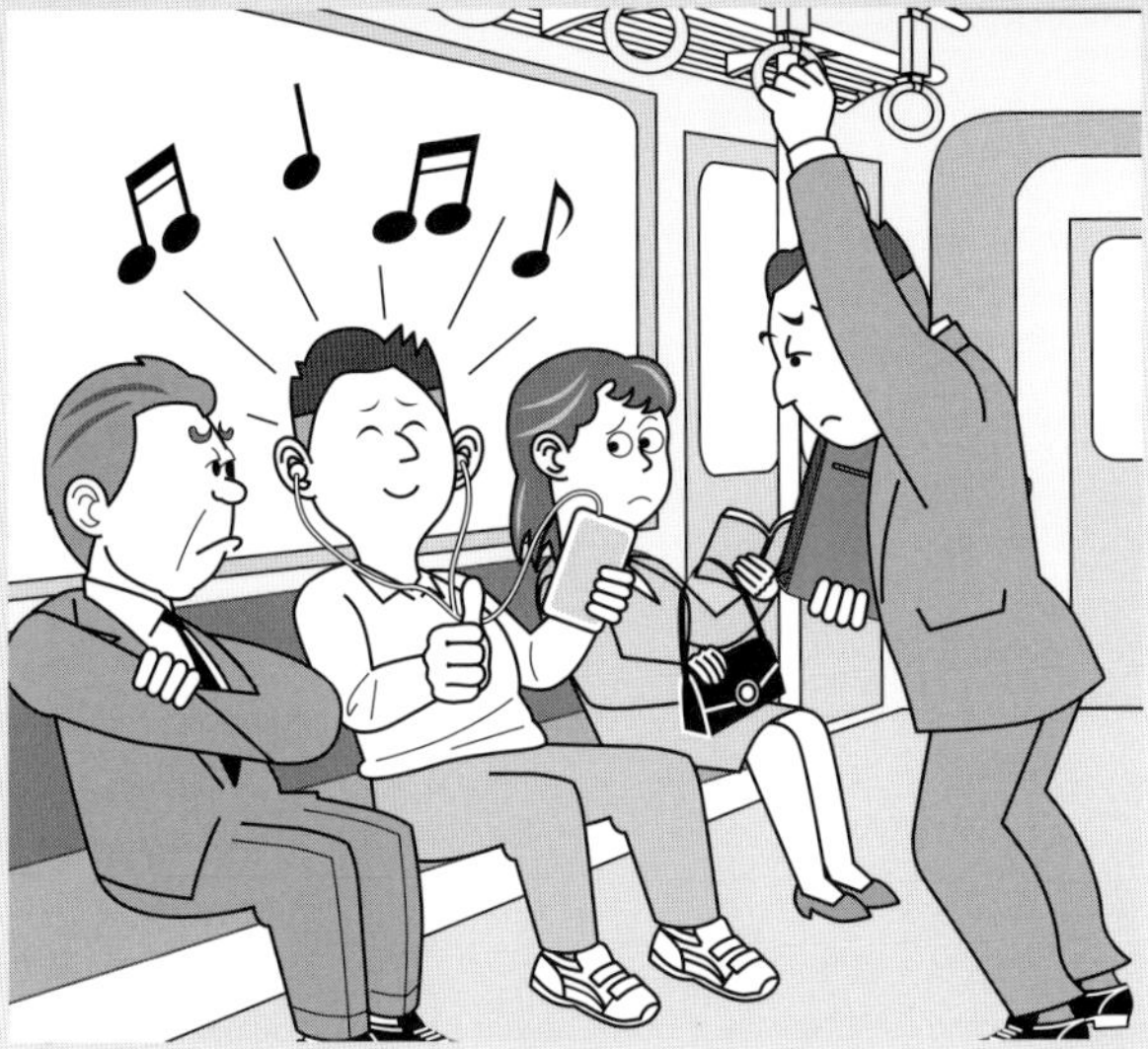

電車内でイヤホンを使って音楽を聴くことは極力さける。イヤホンをヘッドホンに替える、ノイズキャンセル機能つきを使うなどがおすすめ。

ＷＨＯ（世界保健機関）は、イヤホン難聴やヘッドホン難聴の予防に積極的に取り組んでいます。音楽を楽しむときの目安として、最大音量の60％目盛りを超えないこと、１日の聴取時間は60分を超えないこと（許容時間）、そして聴取回数は週４～５回までとすることを提唱し、啓発しています。

ただし、音量を小さくすれば、許容時間は長くなります。例えば、音量を３～４目盛り下げれば許容時間は２倍に延長できます。なお、**最新の高性能な「ノイズキャンセル（雑音除去）ヘッドホン」を使用した場合、10目盛り以上も下げたと同等の効果があります。**

ヘッドホンを長時間使う人は、音量を上げなくてもしっかり聞き取れるノイズキャンセルヘッドホンの使用を検討してみてください。

音楽を聴くときはリズムに乗って楽しく体を動かせば、雑音を除去する耳のアブミ骨筋が活気づく！

80デシベルを超える音（電車内の音のレベル）は、それが音楽や人の声であっても、耳鳴りや難聴を引き起こす原因となります。

工事現場の騒音を心地よいと感じる人はいないと思いますが、**機械音のような耳に響く音楽の感じ方は人それぞれ。心地よく感じる人もいれば、不快に感じる人もいます。同じ音でも、人によって感じ方が違うのはなぜでしょうか。**

その秘密は、音の構成要素の一つ「リズム」にあります。

音には「音色（周波数）」「音の大きさ（音圧）」「リズム（律動、周波数遷移《せんい》パターン）」という三つの要素があります。実は、三つめの「リズム」によって、その音が騒がしいか、心地よいかの違いを生み出しているのです。

大音量の中で演奏するミュージシャンにも、耳の不調に悩んでいる人がいます。しかし、耳の不調が全くない人も少なくありません。耳の不調がないというミュージシャンに話を聞いてみると「耳を休ませる時間を週1～2日は確保している」「適度な運動を毎日行っている」「楽しめないときは耳を休めている」といった答えが返ってきます。**私は、最後の「楽しめないときは耳を休ませる」という工夫の中に耳を守る核心があるのではないかと考えています。**

実は、耳にはアブミ骨筋という優秀な「ノイズキャンセルシステム」が備わっています。アブミ骨筋は表情筋ともリンクしており、ニコニコでノリノリのときは活発に働きます。**音楽を聴くときは、存分に楽しみながら拍子を取り、リズムに乗って体を動かすといいでしょう。**

もちろん、アブミ骨筋の酷使は禁物です。不要な音は耳栓《みみせん》で防ぐなどして、WHOが定める1日の許容聴取量を超えないようにしてください。

音楽を聴くときはリズムに乗ることが大切

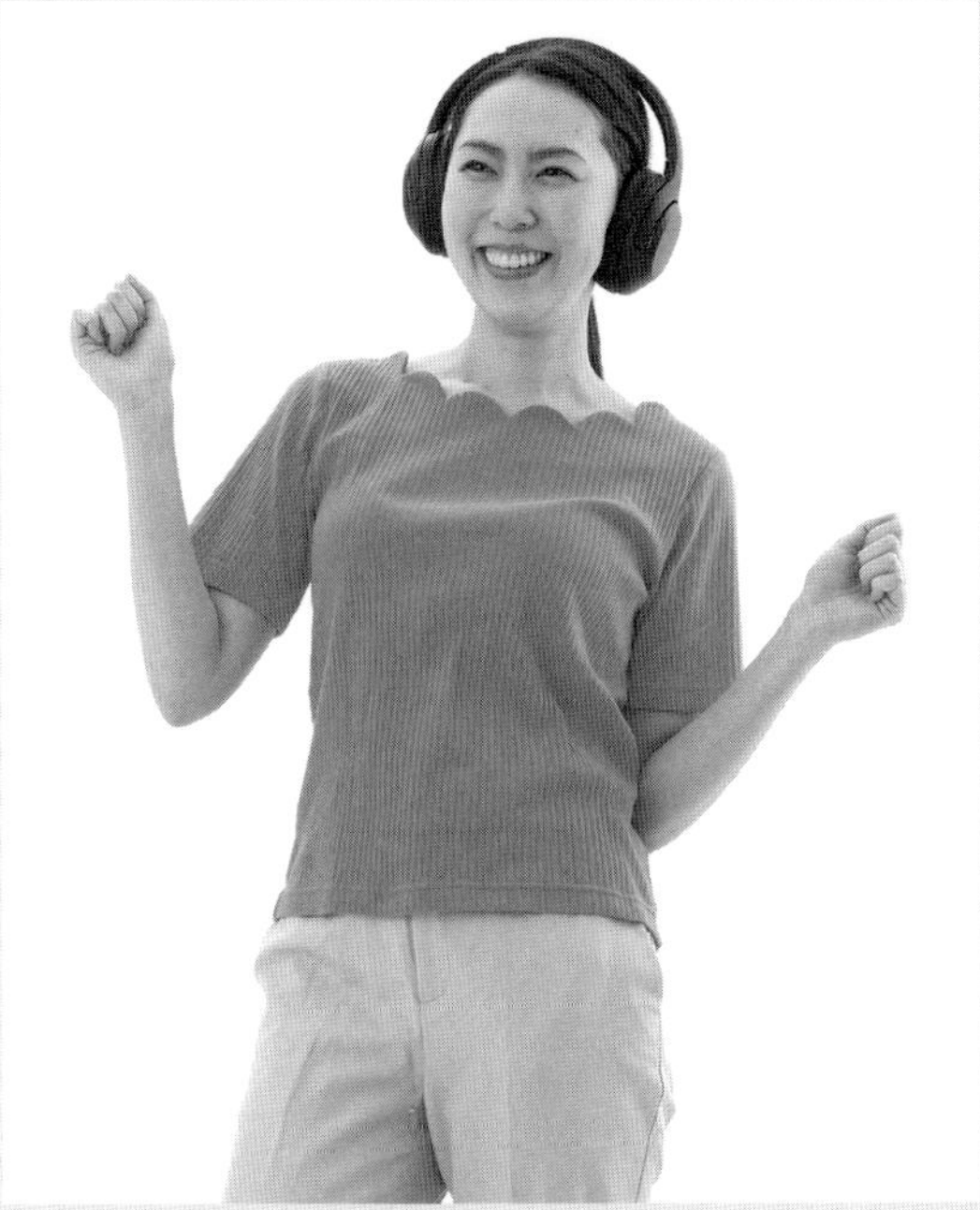

音楽を聴くときには、音楽のリズムに乗って体を動かしたり踊ったりすると耳へのダメージが軽くなる。

自然界のリズム「1／fゆらぎ」で耳ストレスは解消でき、森林浴や海辺の散策で自然の音に耳を傾けよう

川のせせらぎ、波の音といった**自然界のリズムは、私たちに心地よさを与えてくれます。大きくなったり小さくなったり、速くなったり遅くなったり、寄せては返す波のようにくり返すリズムは「1／fゆらぎ」と呼ばれています。**

私たちの体内でも1／fゆらぎは生成されており、心拍や脳波といった生体リズムの中にも1／fゆらぎはあります。外界の1／fゆらぎと体内の1／fゆらぎのリズムがシンクロするとき、私たちは心身がリラックスし、ストレスが解消されていきます。1／fゆらぎを含む音に満たされることによって、耳にも脳にも良好な影響が現れ、耳鳴りの軽減・改善、不眠の解消につながるのです。

そこで**週に1度は、森林浴や海辺の散策など、1／fゆらぎを求めて出かけるのが理想的です。**そのような時間が取れない人は、**1／fゆらぎが含まれる海の波音や鳥のさえずり、虫の声などの自然の音や、クラシック音楽などを収録したCDが数多く市販されているので、これを利用するといい**でしょう。

1／fゆらぎは目から取り入れることもでき、ワインや炎のゆらぎを眺めながら家で過ごすといい

炎や液体からも1/fゆらぎは得られる

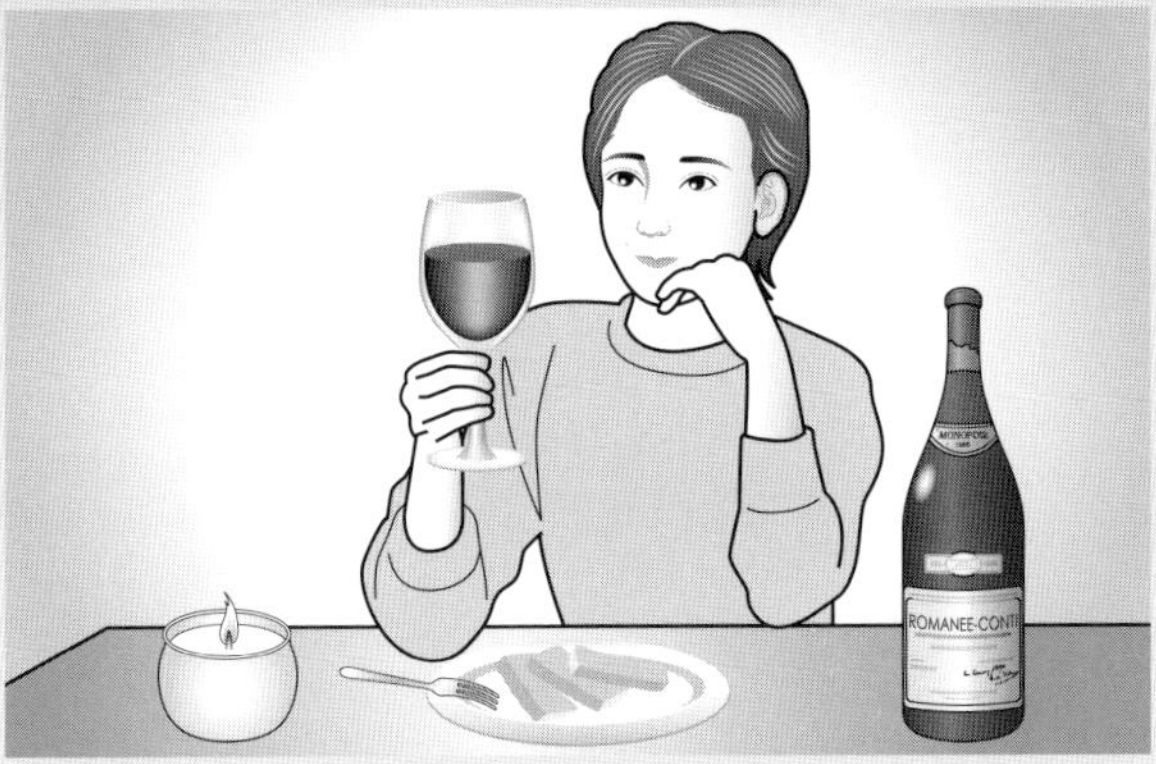

キャンドルの炎や、大ぶりのグラスに注いだワインを目にすると、光のゆらぎと液体のゆらぎによる1/ｆゆらぎを得ることができる。

前の記事で述べた「1／ｆゆらぎ」は、**目からも取り入れることができます。**

大空にぽっかりと浮かんだ雲、海辺や湖の波打ちぎわの変化、風にゆれる草木といった目に**映る景色の中にも1／ｆゆらぎは含まれています。海や空を眺めているだけでも1／ｆゆらぎが取り入れられ、あなたの耳と脳をストレスから解放させてくれる**のです。

暖炉《だんろ》やキャンドルの炎のゆれ、グラスに注いだワインのゆれにも1／ｆゆらぎがあふれています。耳ストレスを感じたときは、ぜひ1／ｆゆらぎを取り入れてみてください。

耳トラブルは掃除機やヘアドライヤーの騒音で蓄積する「騒音負債」で悪化しやすく、長時間の使用は禁物

ＷＨＯのデータによると、ヘアドライヤーの音量は100デシベルで、1日15分間使っただけで音の許容限界（難聴が進行する条件）を超えてしまいます。ヘア・セットを毎日長い時間かけて行うことは、もうそれ以外の音を聞いてはならない――そんな状況を生み出すことになるのです。

音の大きさは、音源からの距離が近くなるほど大きくなるため、耳の近くで使うヘアドライヤーは耳に多大なダメージを与えます。ヘアドライヤーの使用時間は短くすることが重要ですが、髪の長い人などは難しいかもしれません。そういった場合は、ぜひ耳栓《みみせん》を使用してみてください。

サイクロン式のハイパワー掃除機や、全自動のロボット掃除機の使用にも注意してください。機種により95～120デシベルもの作動音が発生するからです。掃除のやりすぎで、耳鳴りなどの耳の不調に悩んでいる人も少なくありません。

これをさけるためには、静かな寝室での十分な睡眠（7～8時間）、1週間に

2日間の耳養生（静寂を楽しむ時間を持つ）といった耳ストレスをリセットする工夫が必要です。こうした工夫がないままに、**ヘアドライヤーや掃除機を毎日使いつづけていると、耳ストレスによる「騒音負債」がどんどんたまって将来、難聴になってしまう危険性が高まります。**

ヘアドライヤーを使う人は要注意

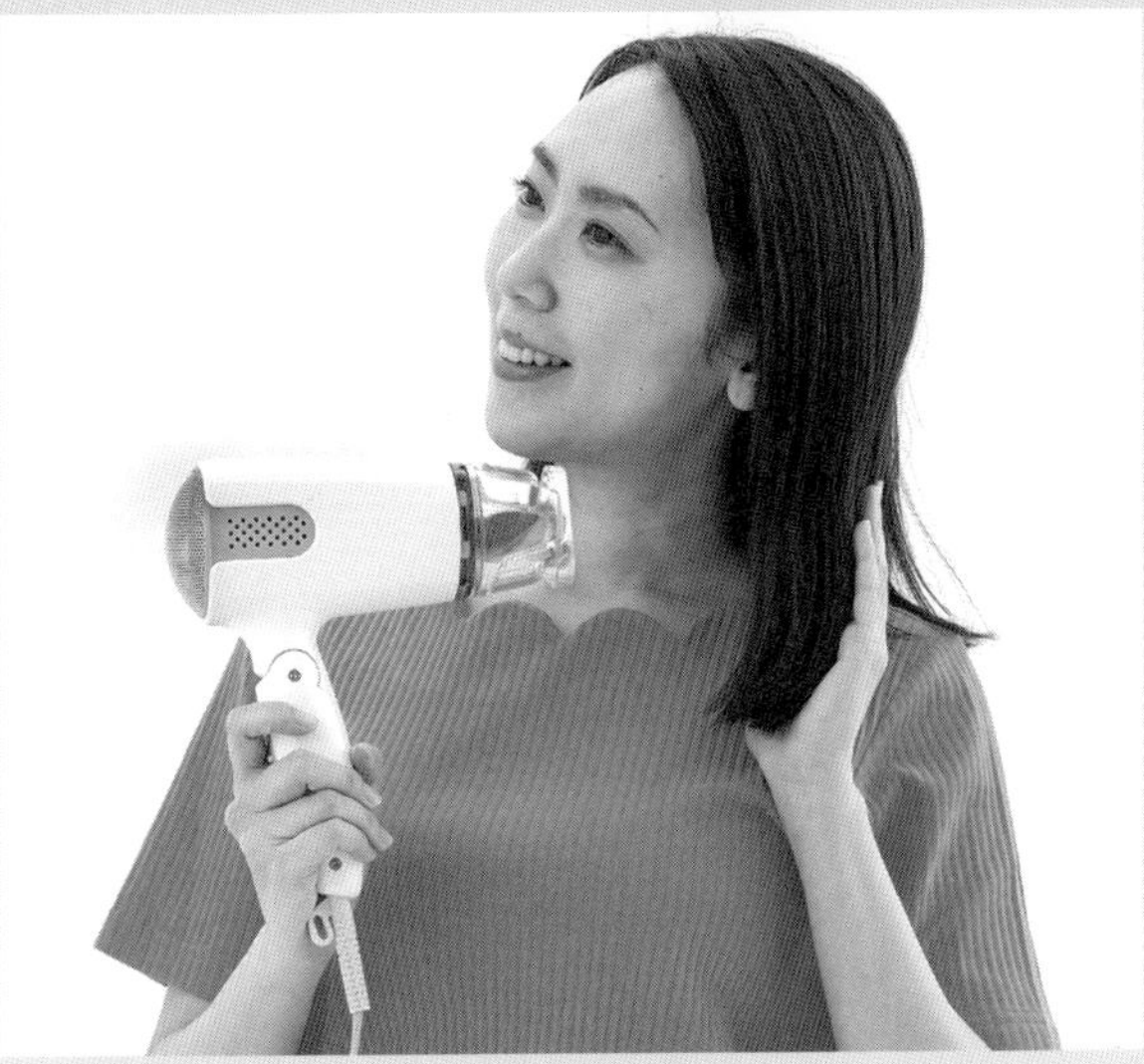

ヘアドライヤーを15分間使った場合、ロック系の音楽を聴くのと同程度の耳のダメージを受けてしまう。長時間使うときには耳栓をつけるといい。

まずは、スマートフォン（以下、スマホ）の騒音計測アプリなどを使って、身のまわりの家電製品が出している騒音をチェックしてみましょう。最近のスマホやヘルスウォッチには、簡単に騒音負債を計測してくれるものもあります。

耳ストレスは、先ほど述べた十分な睡眠や耳養生といった日常生活の工夫で解消できます。少しでも騒音負債を減らすように、このようなことを心がけてください。

女性は更年期に耳の不調が一気に進みやすく、30分に1回の「こま切れ歩き」で内耳の血流を促そう

加齢とともに動脈硬化（血管の老化）が進むと、内耳《ないじ》の血液循環が滞っていきます。この血液の滞りが、耳そのものの機能の低下につながり、耳鳴りや聞こえにくさ、めまいといった症状をもたらします。

特に**女性の場合、閉経を迎えて女性ホルモンの分泌《ぶんぴつ》が減る時期に、耳トラブルが生じやすくなることが知られています。女性ホルモンには、本来、動脈硬化に対するブレーキ作用があります。閉経によって女性ホルモンが減ることで、女性は更年期を境に動脈硬化が一気に進みやすくなるのです。**大きな声で話している女性をよく見かけますが、これは動脈硬化の進行で内耳に悪影響が及び、相手の声が聞き取りにくくなっているせいかもしれません。

動脈硬化は、運動不足、脂質や糖質の過剰摂取、肥満といった悪い生活習慣によって進みます。女性ホルモンの減少はさけられませんが、こうした生活習慣を見直せば内耳の血流がよくなり、耳トラブルの症状も和らげることができます。

大声で話す習慣は騒音負債の一因

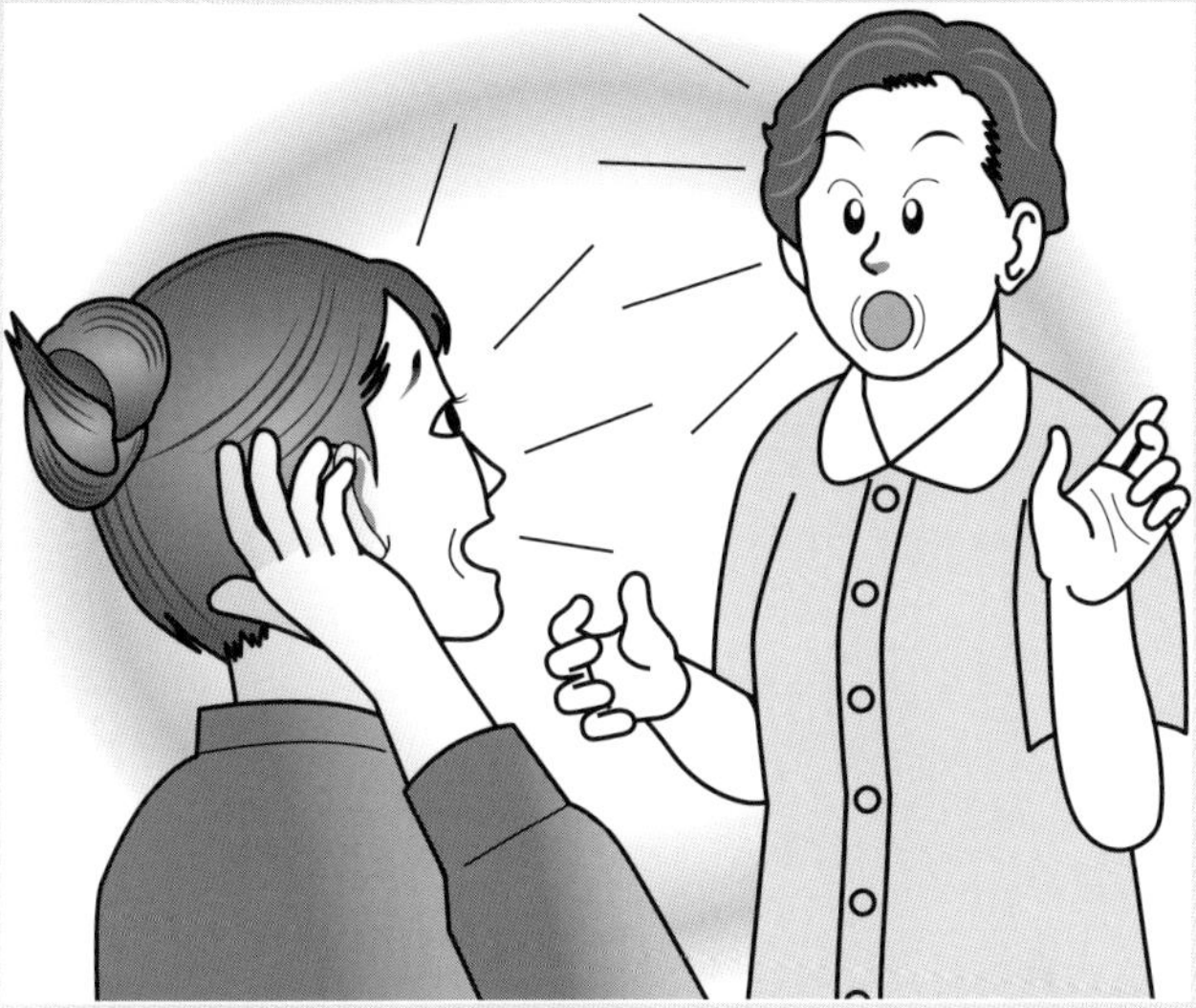

難聴で相手の声が聞き取りにくくなると、大きな声を出してそれを補うようになる。会話をするときには相手に近づき、なるべく小声で話すようにするといい。

内耳の血流を促すための基本は、こまめに歩いて、ふくらはぎの筋肉をくり返し伸び縮みさせることにあります。一つの目安は、30分に1回は250歩くらい歩くことです。これを忘れて1時間たったときは、まとめて500歩を歩くようにしてください。来客中のときでも席を立ってお茶を用意したり、トイレに行ったりして、こまめに歩くことはできると思います。

歩きに代えて、30分に1回、スクワットをしたり、かかとの上げ下げをしたりするのもいいでしょう。

ふくらはぎがポンプのように動くことで内耳の血流が促され、耳鳴りや耳のつまり感といった不調も気にならなくなってきます。じっとしていることの多い人は、足を動かすことに意識を向けてみてください。

内耳の有毛細胞は「質の高い睡眠」で回復されやすく、半身浴と1日7～8時間の深い眠りが鉄則

耳鳴りや難聴の主な原因は、音にさらされて生じる外有毛細胞のダメージと、内《ない》耳《じ》の血流の慢性的な不良で生じる内有毛細胞の機能低下です。

外有毛細胞は、8時間以上の静寂な時間（質の高い睡眠など）によって、抜けかかった有毛細胞の毛を再び奮い立たせ、元気にしてくれます。寝室を静かな環境に整える、そして、しっかりと休息と回復の時間を与えることで、弱り切った外有毛細胞を元気にすることができるのです。ただし、すでに抜け落ちてしまった有毛細胞の毛の回復には8時間では足りず、48時間以上が必要になります。

内有毛細胞の機能の回復には、内耳の慢性的な血流不良の改善と、十分な水分摂取が必要です。寝る前は、半身浴と、たっぷりの白湯《さゆ》を飲むことがポイントとなります。十分に水分をとったうえで胸から下が湯船につかるようにすれば、水圧によって全身の血液循環がよくなり、内耳の血流も促されます。

お湯の温度は39度C程度。熱すぎずぬるすぎず、が大事です。30分ほど湯船で

過ごすことで、内耳にとって良好な環境を整えることができます。

夏場の暑い季節は、こうした半身浴で５００～８００《ミリリットル》の汗をかくこともあります。十分な量の白湯を飲んでから、お風呂の時間を楽しんでください。

湯船の中では、両手でふくらはぎを下から上へと絞り上げるようにマッサージすると、より一層の効果が得られるでしょう。

質の高い睡眠を取るためのコツ

●眠くなってから寝床に入る

眠けがないのに寝床で長く過ごすと寝つきが悪くなり、熟睡感も得られない。眠くなってから寝床に入ろう。

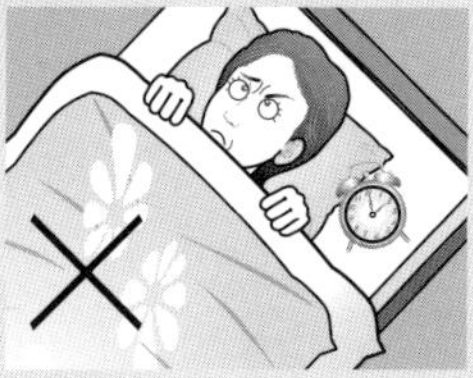

●就寝前にお酒を飲まない

寝る前にアルコールをとると眠りが浅くなる。就寝前の飲酒はさけよう。

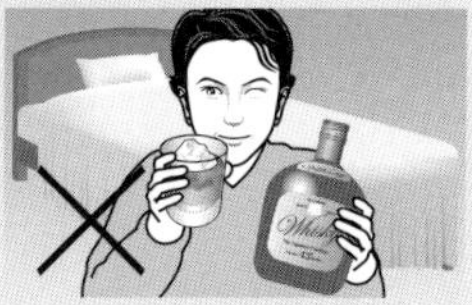

●就寝前にスマホやパソコンを使わない

就寝前にテレビやパソコン、スマートフォンなどの液晶画面から発せられるブルーライトを浴びると寝つきが悪くなるので注意。

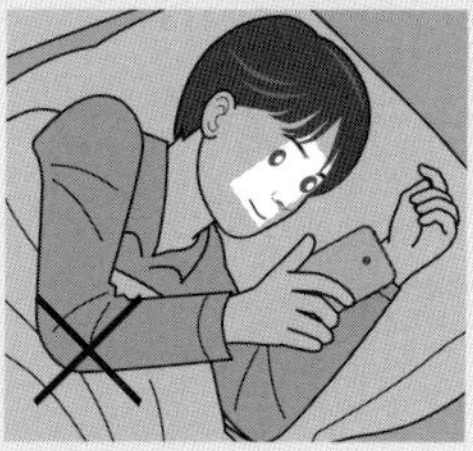

●暗く静かな睡眠環境で寝る

薄明かりの豆電球でも一晩じゅうつけっぱなしだと睡眠ホルモンであるメラトニンの分泌が抑制され、眠りが浅くなる。部屋は暗くして眠ることが大切。

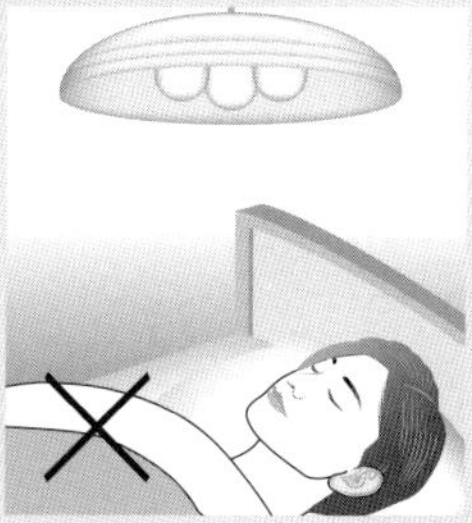

エゴマ油・アマニ油・青魚は○、サラダ油・糖質は×など「耳にいい食事・悪い食事」一覧

耳鳴りや難聴を予防・改善するためには、食生活への配慮も求められます。食生活の基本は栄養バランスの整った食事を規則正しくとることですが、意識して積極的にとりたい栄養素と、控えたほうがいい栄養素があります。

積極的にとりたい栄養素は、ビタミンB群です。中でもビタミンB_{12}は積極的にとりたい栄養素で、末梢神経や中枢《ちゅうすう》神経の調整作用、さらには造血作用などがあり、内耳《ないじ》の血流を促したり、興奮した神経を鎮めたりする働きがあります。

ビタミンB_1にも末梢神経や中枢神経の働きをよくする働きがあり、ブドウ糖を分解してエネルギーに変える役割もあります。

亜鉛も積極的にとりたい栄養素です。亜鉛は内耳の蝸牛《かぎゅう》に豊富に含まれている栄養素で、不足すると聴覚に悪影響を及ぼします。

必須《ひっす》アミノ酸の**トリプトファンも、重要な栄養素の一つ。脳内神経伝達物質のセロトニンは精神を安定させて、音に過敏に反応するのを防いで耳鳴りによる不**

積極的にとりたい栄養と食品

● ビタミンB_{12}を多く含む食品
レバー　貝類
卵 チーズ　赤身肉　など

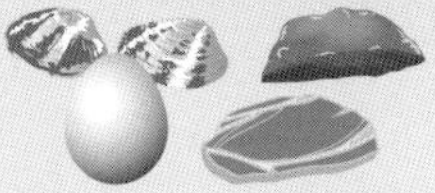

● ビタミンB_1を多く含む食品
豚肉　大豆　ゴマ
玄米　ウナギ　など

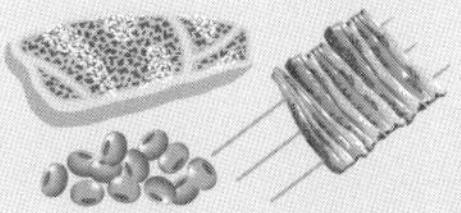

● 亜鉛を多く含む食品
カキ　カタクチイワシ
牛肉　豚レバー　ワカメ　など

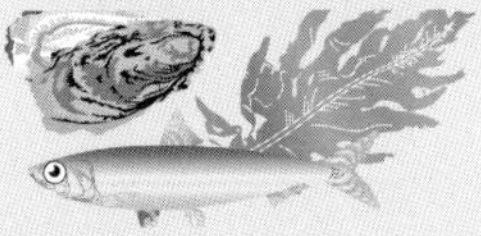

● トリプトファンを多く含む食品
赤身魚　肉類
牛乳・乳製品　アーモンド　など

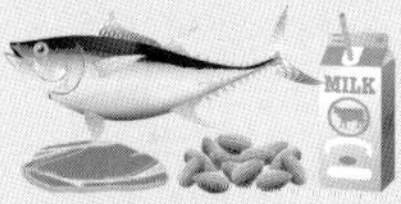

● オメガ3系の油を多く含む食品
サバ・アジ・サンマ・
イワシなどの青魚
アマニ油　エゴマ油　など

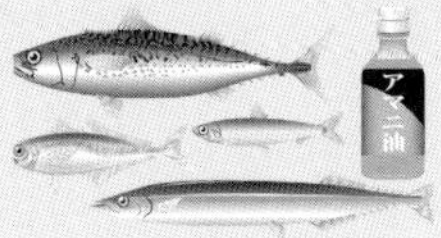

安感やイライラを鎮める働きがありますが、このセロトニンの生成に欠かせない栄養素が、牛乳や肉類に多く含まれているトリプトファンなのです。

　脂質（油）については、積極的にとりたいものと控えめにしたほうがいいものがあります。

　難聴や耳鳴りを引き起こす動脈硬化を防ぐためには、オメガ3系の脂肪酸（油脂の構成成分）が多い油を積極的にとることがすすめられます。

青魚に多く含まれるＥＰＡ（エイコサペンタエン酸）という不飽和脂肪酸はオメガ3系の油で、血液をサラサラにして血流を促す働きがあります。ただし、オメガ3系のアマニ油やエゴマ油は酸化しやすいため、加熱しないでとるのが理想的です。

一方、**サラダ油などのリノール酸が多い油やオリーブ油は、加工食品や市販のドレッシングなどに含まれています。すでにとりすぎている傾向があるため、控えめにしたほうがいい**でしょう。

糖質の摂取も控えめにしてください。糖質をとりすぎると、末梢神経や中枢神経の働きをよくするビタミンB_1の不足につながります。糖質の分解にはビタミンB_1が使われるため、糖質を過剰に摂取すると、せっかくとったビタミンB_1を大量に消費してしまうことになるからです。

糖質の過剰摂取は、高血糖や脂質異常症を招き、動脈硬化を進めて耳鳴りや難聴を悪化させる一因にもなります。糖質の多いお菓子を毎日食べる習慣はやめ、甘い物を食べたいときには果物を選ぶといいでしょう。果物に含まれているビタミンCには、血管壁を強くし、動脈硬化の進行を抑えてくれる働きがあります。

また、コーヒーなどに多く含まれる**カフェインも控えめにしましょう。カフェインには、神経を興奮させる作用があり、過剰にとると耳鳴りを引き起こす**ことがあります。耳鳴りは、内耳の神経が過剰に興奮して異常な音を感じ取っている症状なので、そのような状態のときにカフェインをとると内耳の神経がますます興奮し、耳鳴りが悪化してしまいます。

控えめにしたほうがいい栄養と食品

• 糖質を多く含む食品

甘いお菓子類
砂糖・ソース・ケチャップなどの調味料
ご飯・パン・めん類などの主食　など

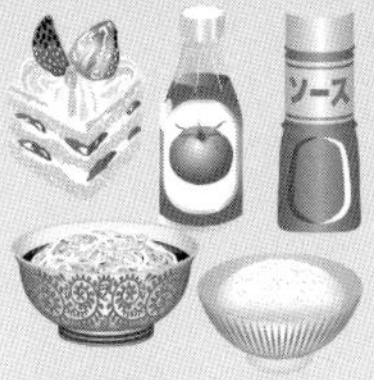

• カフェインを多く含む食品

コーヒー　紅茶
緑茶　コーラ
栄養ドリンク　など

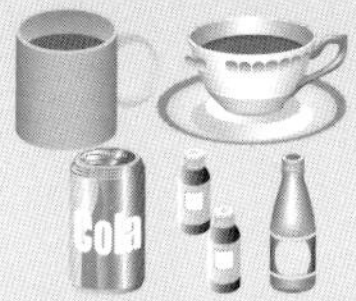

• 刺激のある香辛料や薬味

スパイス　トウガラシ
ニンニク　ワサビ　など

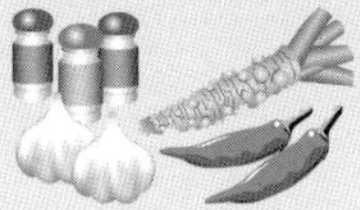

カフェインはコーヒーのほか、紅茶、緑茶、ウーロン茶、コーラなどに含まれています。栄養ドリンクの中にも、カフェインを多く含むものがあります。耳鳴りに悩む人は、カフェインを含む飲料はできるだけさけて、麦茶やソバ茶、ハーブティーなどのノンカフェイン飲料を選ぶといいでしょう。

カレーなどの**スパイスをきかせた料理や、トウガラシ、ニンニク、ワサビなど辛みのある食品や香辛料には、神経を高ぶらせる作用があり、内耳や脳の興奮を増幅させてしまう**可能性があります。耳鳴りや睡眠障害を抱えている人は、刺激の強いこうした食品は控えるようにしてください。

スマートフォンの新機能を使えば騒音負債にさらされたレベルがわかり、耳トラブルの悪化が防げる

みなさんは、自分がどれくらいの騒音にさらされているのか、ご存じでしょうか。おそらく、自分が「騒音のある環境にいる」と自覚している人よりも、勝手に「大丈夫！」と自己判断している人のほうが多いと思います。

耳の不調が生じるリスクは「音の大きさ×1週間に聞いていた時間」で見積もることができます。

1週間で聞いてもいい時間は、大人なら80デシベル（40時間）までです。子供なら70デシベル（40時間）を超える音が耳に有害だといわれています。音が大きくなるほど許容される時間は短くなります。大人の場合、90デシベルになると1週間の許容時間はたった4〜5時間となります。130デシベルともなれば、瞬間（数秒）聞いただけで1週間分を使い果たしてしまうのです。

最近は、自分の騒音負債の程度がスマートフォン（以下、スマホ）やヘルスウォッチのアプリでわかります。例えば、iPhone《アイフォーン》（iOS13以降）のアップル純

スマートフォンのアプリを活用しよう

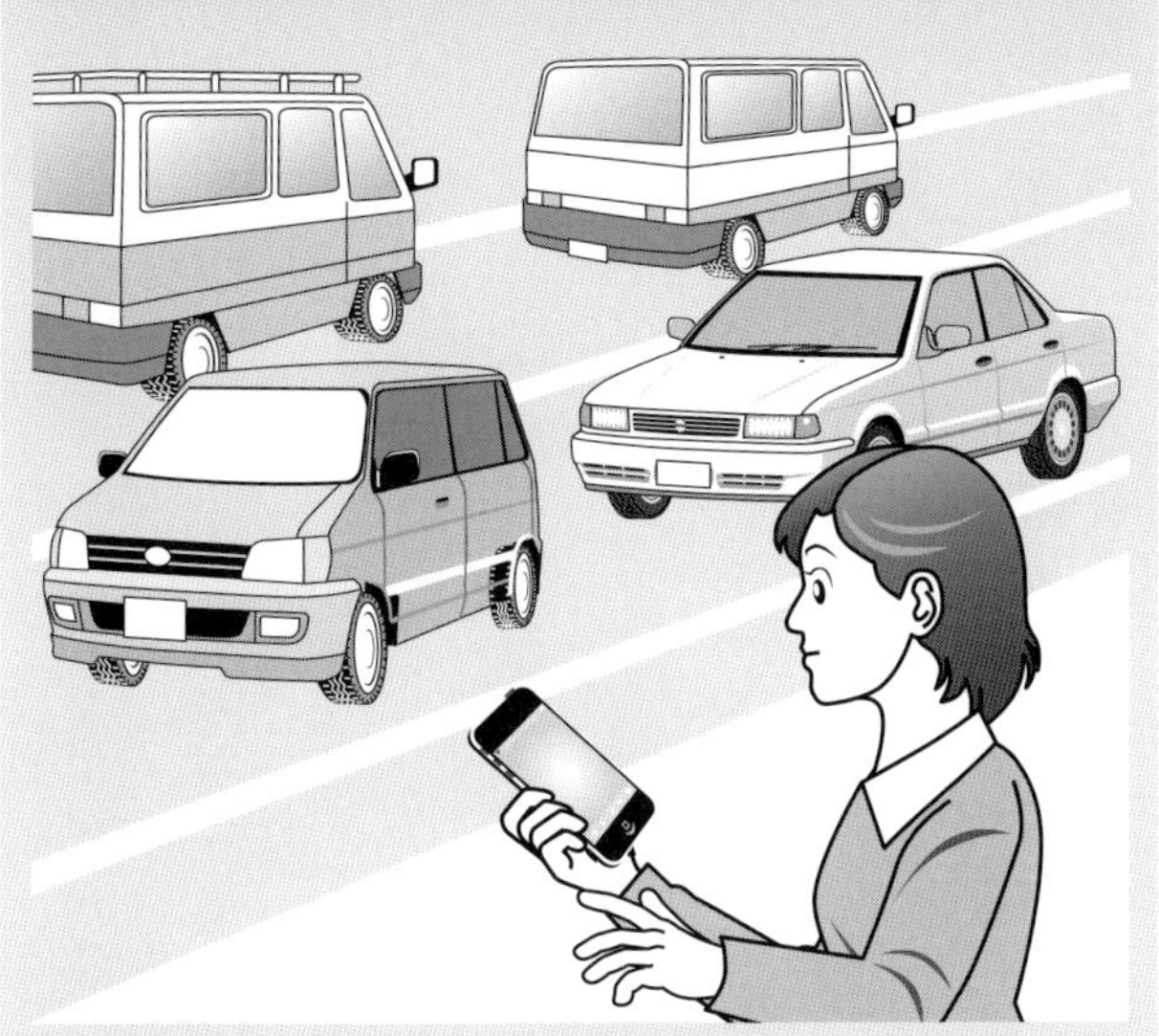

自分がよく出かける場所の騒音レベルや、自分の聴力レベルが表示されるスマートフォンのアプリが数多く登場している。

正アプリ「ヘルスケア」の「聴覚」というメニューを選べば、自分の周囲の騒音レベルや、騒音にさらされていた時間をグラフや数値で知ることができます。音楽を聴いていた場合、その音量が適切であったかどうかを知らせてくれます。

おすすめしたいのは「Noise《ノイズ》 Level《レベル》」という無料アプリです。アプリの中の画面に示された風船が、音が大きくなるにつれて緑色→黄色→赤色と色を変えていきます。騒音からすぐに立ち去らなければならないくらいに危険で大きい音のときには、その風船が割れることによって、警告を発してくれるしくみになっています。

　自分がどれくらいの騒音環境にいるのかを知るためにも、耳を騒音にさらさないためにも、アプリを活用してみてください。

喫煙は難聴や耳鳴りを招く一因で、「タバコ1本＝難聴一生」と考え禁煙を徹底しよう

喫煙は「百害あって一利なし」です。

タバコに含まれるニコチン、タール、一酸化炭素といった有害物質を積極的に体に取り込もうとする最悪の習慣が、喫煙です。タバコは受動喫煙によって周囲の人たちにも悪影響を及ぼすので、喫煙している人は、今すぐ「タバコをやめる」と宣言してください。

タバコに含まれるニコチンには、血管を収縮させる作用があります。内耳《ないじ》に届く血管も喫煙によって収縮します。すると、内耳の血液や酸素の量が減ってしまい、酸欠の状態になって難聴や耳鳴りを引き起こしやすくなるのです。

スパスパとタバコをふかすという過剰な呼吸は、血液の中に活性酸素（老化を進める悪玉物質）を増やしてしまうことにもなります。タバコによって動脈硬化が進む元凶は、この活性酸素であると考えられています。

国立国際医療研究センターの研究によると、喫煙本数の多かった人ほど聴力の

喫煙は難聴や耳鳴りを引き起こす

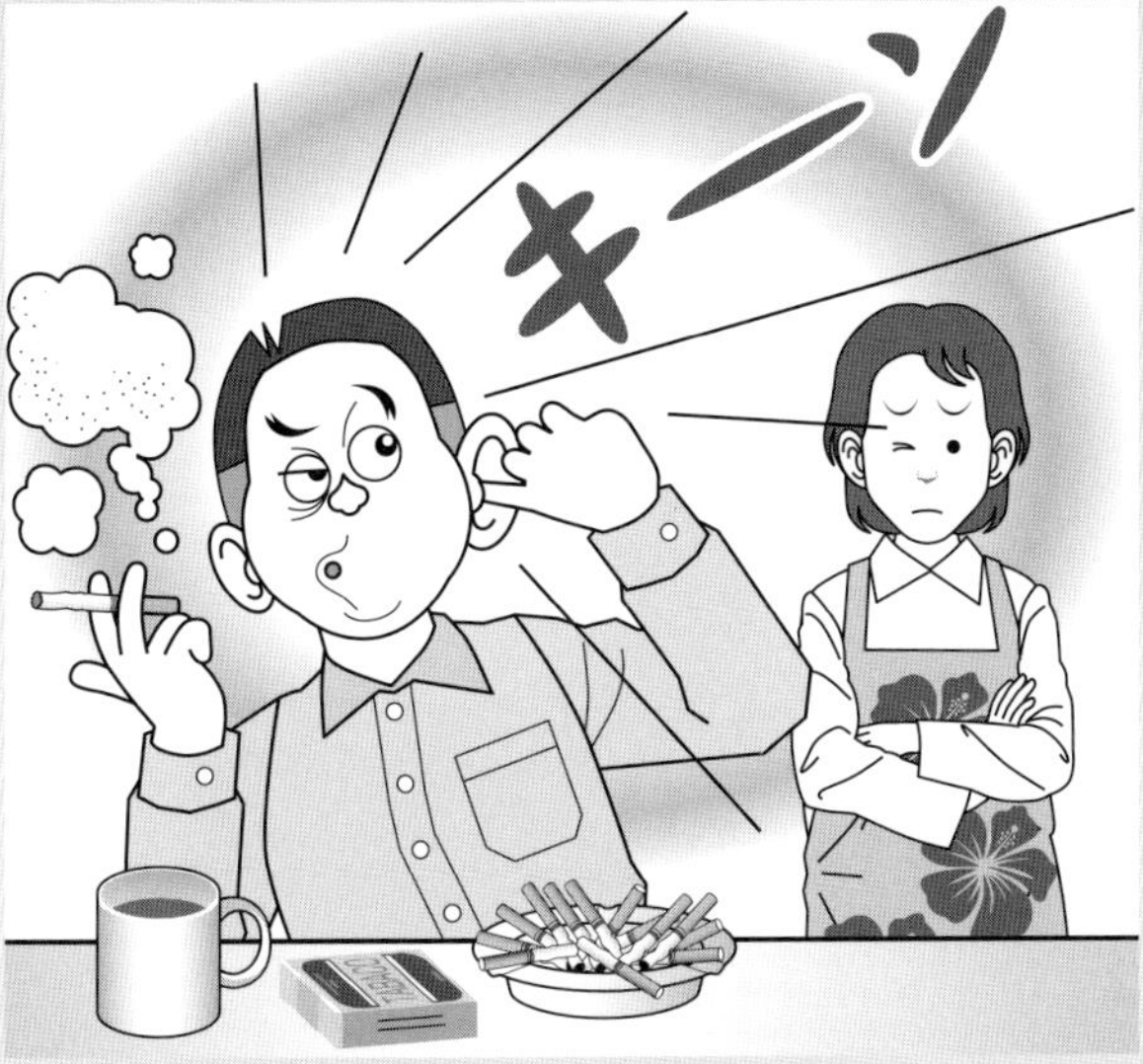

タバコの有害物質は血流を悪化させ、活性酸素を増やし、動脈硬化を進ませる。喫煙している人は、今すぐ禁煙することが重要。

低下している傾向があると報告されています。仮に禁煙を始めたとしても、その効果が出るまでには最低でも5年はかかることも明らかになっています。

最近、紙巻きタバコから電子タバコに切り替える人が増えています。しかし、電子タバコにもニコチンは含まれており、さらに危険な硫化水素という有害物質をまき散らします。小児やぜんそくのある人への影響が大きいことから、海外では、電子タバコの使用を紙巻きタバコ以上に厳しく禁じている国もあります。

「注意1秒、ケガ一生」という交通標語がありますが、**難聴や耳鳴りの予防や改善のため、ひいては認知症の予防対策として「タバコ1本＝難聴一生」というくらい真剣にとらえて、禁煙に取り組んでもらいたい**ものです。

夫婦の不仲の原因は難聴かも？ 距離をグッと縮めて話せば、お互いの声がよく聞こえ夫婦円満に！

加齢とともに、ちょっと周囲が騒がしいと相手の話を聞き取れなかったり、聞き返しをしたりすることが多くなります。こうして誰もが年々聞こえの衰えを自覚する場面が増えていくものです。

夫婦の場合、うまく聞き取れなかったり何度も聞き返したりすると会話やコミュニケーションにすれ違いが生じ、関係がギクシャクしてしまいます。例えば、「これ、いいね」と話しかけられたとき、即座に「うん、いいね」と返事をすればテンポよく会話が弾みます。ところが「えっ、今なんていった」と何度も聞き返すと話の腰が折れるし、相手の気分も壊してしまいかねません。

きちんと聞き返すこともせずに生返事で返したり、的外れな返事をしたりすると、「まじめに聞いてくれない」「誠意がない」「無視された」と受け取られかねません。夫婦の間でのこうしたすれ違いは、お互いにとって不幸です。やがて、夫婦の会話もめっきり減ってしまうことでしょう。

できるだけ近くで会話をしよう

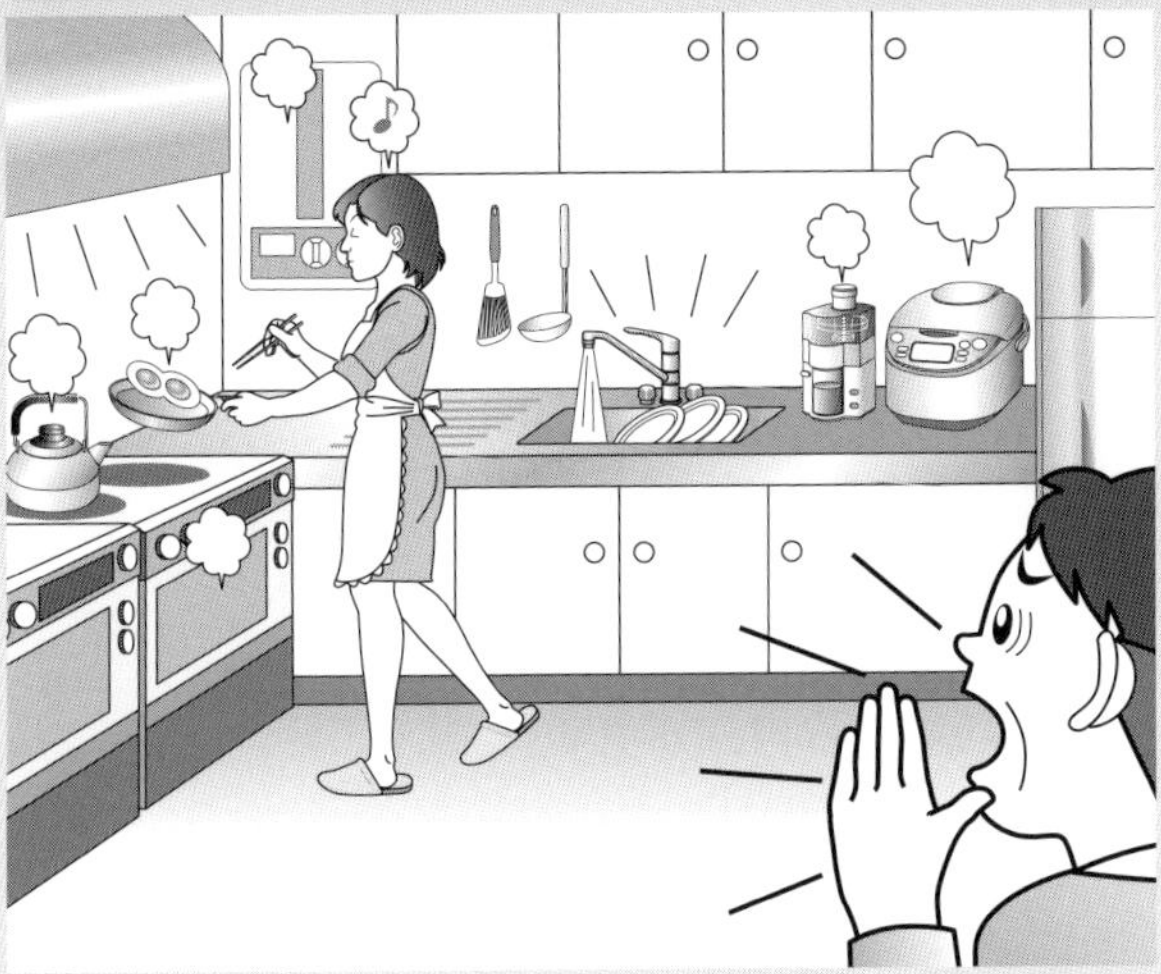

遠くから話しかけると不仲の原因になりかねない。相手に近づいて話せば、小さい声でも聞き取りやすくなり、聞き返しや聞き間違いが減る。

そんな**耳の不調が気になりはじめている夫婦には、お互いの距離を縮めて会話することをおすすめします。**

例えば、台所で食器洗いをしている妻に、テレビを観ている夫がリビングなどの離れた場所から話しかけてはいけません。大きな声で話しかけても、食器を洗う水の音やテレビの音声で、夫の声はほとんど打ち消されてしまいます。

しかし、**お互いの距離が半分になると聞こえる声の大きさは2倍になり、声を妨げる水の音などの雑音は2分の1になります。**そこで、相手のそばに近づいて、テレビの音量を下げ、会話を始めるよう心がけてください。

夫婦で買い物に出かけるときも腕を組んで話をすれば、お互いの話がよく聞こえます。聞き間違いも聞き返しも減り、夫婦の仲もよくなることでしょう。

欧米では一流ビジネスマンや企業経営者ほど「補聴器」を活用！使えば見た目まで一変し生涯現役も可能

責任の重い立場の人ほど正確な情報収集力が求められます。「聞こえなかった」「聞き間違えた」となれば、ビジネス上の莫大な損失にもつながりかねません。実際、欧米では、働き盛りのビジネスマンや企業の代表者、政治家などが、とても軽度の聞こえにくさの段階から補聴器を活用しています。

軽い難聴でも補聴器を着けている人は「ひと言たりとも聞き逃したくない」「自分の耳でしっかりと情報を得たい」と考えている人が少なくないようです。現在の社会的地位を維持し、自分の能力を発揮したい、そんな欲求水準の高さが、補聴器を積極的に使おうとする原動力になっているように思います。

補聴器を着けることで、周囲への気配りや目配りの範囲も広がり、結果、姿勢や身だしなみまで変わってきます。**聞こえだけでなく、見た目までも変えてくれるのが補聴器の本来の効能だと私は考えています。**生涯現役をめざすなら、少しの聞こえにくさでもためらわずに補聴器を使うといいでしょう。

最新治療

第7章

耳鳴り・難聴を改善させる薬や手術に加えiPS細胞を使う再生医療も登場し、失われた聴力まで回復する時代も目前！

126～129ページ・132～137ページ
川崎医科大学耳鼻咽喉科学教授・
川崎医科大学総合医療センター副院長
秋定　健

130～131ページ・138～141ページ
埼玉医科大学客員教授
川越耳科学クリニック院長
坂田英明

耳鳴りには末梢神経に働く「ビタミンB_{12}製剤」が最も早く効き、内耳機能が改善し聞こえもよくなる

耳鳴りの治療薬は、大きく「内耳《ないじ》機能の改善を期待する薬」と「耳鳴りまたは耳鳴りの苦痛を改善する薬」に分類されます。**この中で最もよく使われるのが、内耳機能の改善が期待できる「ビタミンB_{12}製剤」です。**

ビタミンB_{12}製剤は、傷ついた末梢《まつしょう》神経を修復したり、正常な血液を作ったりする作用があり、副作用も少ないという利点があります。

虎の門病院耳鼻咽喉《いんこう》科が行った「感音性難聴及び耳鳴《じめい》に対するV（ビタミン）B_{12}療法について」という研究では、ビタミンB_{12}は自律神経失調症の改善に有効であると報告されています。**ビタミンB_{12}製剤を服用すると自律神経（意志とは無関係に血管や内臓の働きを支配する神経）に対する作用が最も早く現れ、続いて知覚・運動神経系の代謝も改善していきます。こうした働きにより、内耳の障害が原因の耳鳴りの改善が期待できる**のです。ビタミンB_{12}製剤は、耳鳴りのほかにも、メニエール病や突発性難聴などに伴う耳鳴り・難聴・めまいの治療にも用いられ

耳鳴りの治療薬は多種多様

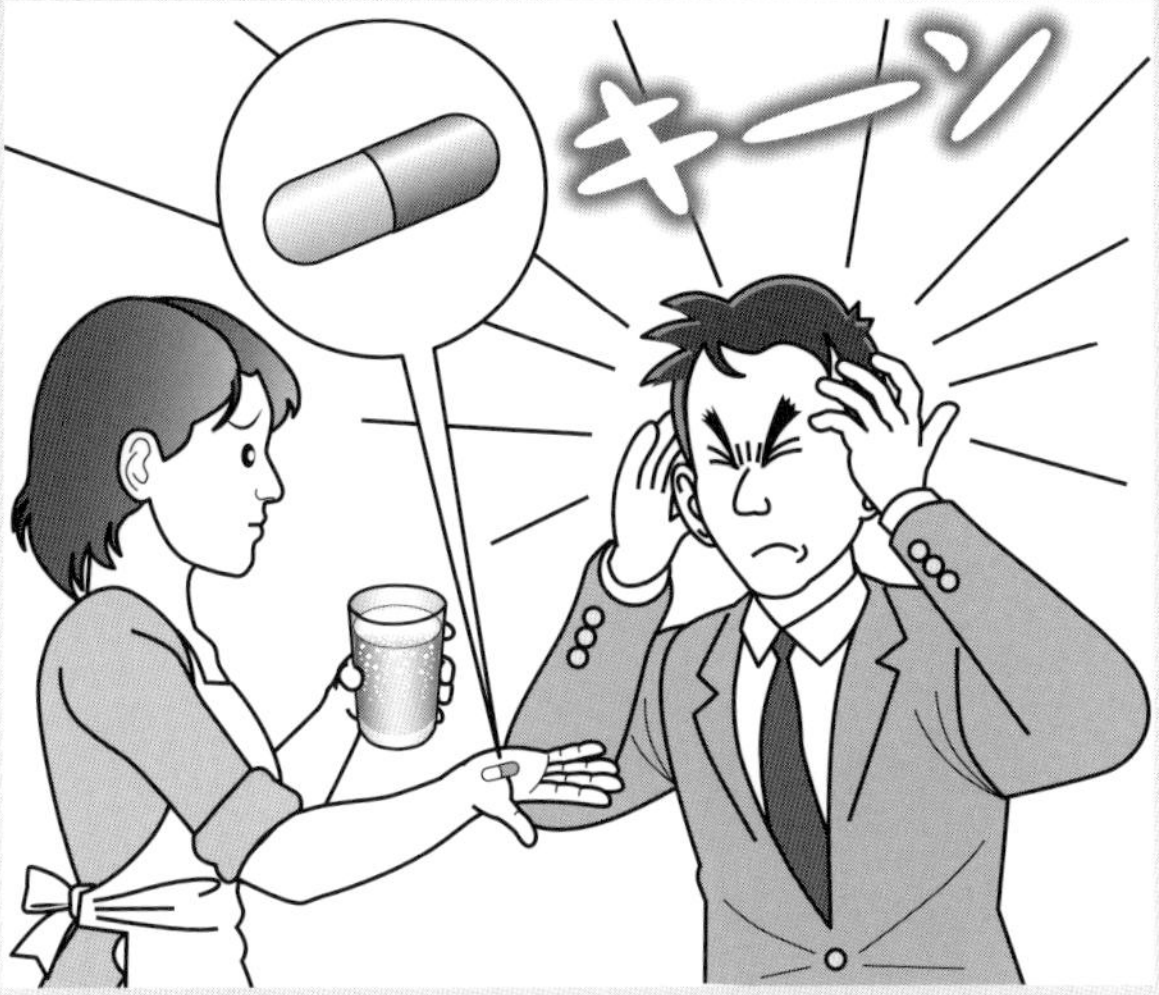

耳鳴りの治療薬はビタミンB_{12}製剤をはじめ、ビタミンB_1製剤、血流改善薬・血管拡張薬、ステロイド薬、局所麻酔薬、抗うつ薬などがある。

ます。**ビタミンB_1も内耳の働きに必要なビタミンで、脳の中枢《ちゅうすう》神経や末梢神経の機能の維持を目的にこの製剤が用いられる**こともあります。

内耳機能の改善が期待できる薬としては、そのほかにも血流改善薬・血管拡張薬、ステロイド薬（副腎《じん》皮質ホルモン薬）などがあります。血流改善薬・血管拡張薬には内耳の代謝を促す作用があり、ステロイド薬には神経の炎症を抑え、内耳の代謝を改善する作用があります。

耳鳴りそのものを抑える治療薬には局所麻酔薬、耳鳴りの苦痛を軽減する薬には抗うつ薬、抗不安薬、睡眠薬などがあります。そのほか、聴覚中枢路の過活動を抑制する抗けいれん薬や、筋肉の緊張により耳鳴りが悪化したさいに用いる筋弛《し》緩《かん》薬などの治療薬が使われることもあります。

薬不要で耳鳴りが改善！心地よいと感じる音を聞くだけで耳鳴りが気にならなくなる「ＴＲＴ療法」

実際には音が聞こえないはずの耳鳴りによって、耳から脳に送られる音の情報量が不足すると耳鳴りは悪化しやすくなります。そこで、耳から送られる音の情報量を増やして症状を軽くする音響療法が用いられることがあります。

この音響療法には、補聴器を使用して脳への音の情報量を増やし、脳の興奮を鎮めたり、耳鳴りの音を小さく感じさせたりする効果が期待できる治療法があります。その一つが、**サウンドジェネレーターというノイズ（雑音）発生機能を備えた補聴器を装着する「耳鳴り順応療法（ＴＲＴ療法）」**です。

静かな環境では耳鳴りに注意が集中し、耳鳴りの音を強く感じてしまいます。そのため、なんらかの別の音を聞くことが耳鳴りの改善に役立つのです。

ＴＲＴ療法で装着するサウンドジェネレーター機能つきの補聴器からは、耳鳴りの音を少し抑えたさまざまなノイズが発生します。この**ノイズを聞くことで、脳がノイズを環境音（日常生活で聞こえる音）と認識し、耳鳴りへの注意が集中し**

サウンドジェネレーター機能を備えた補聴器

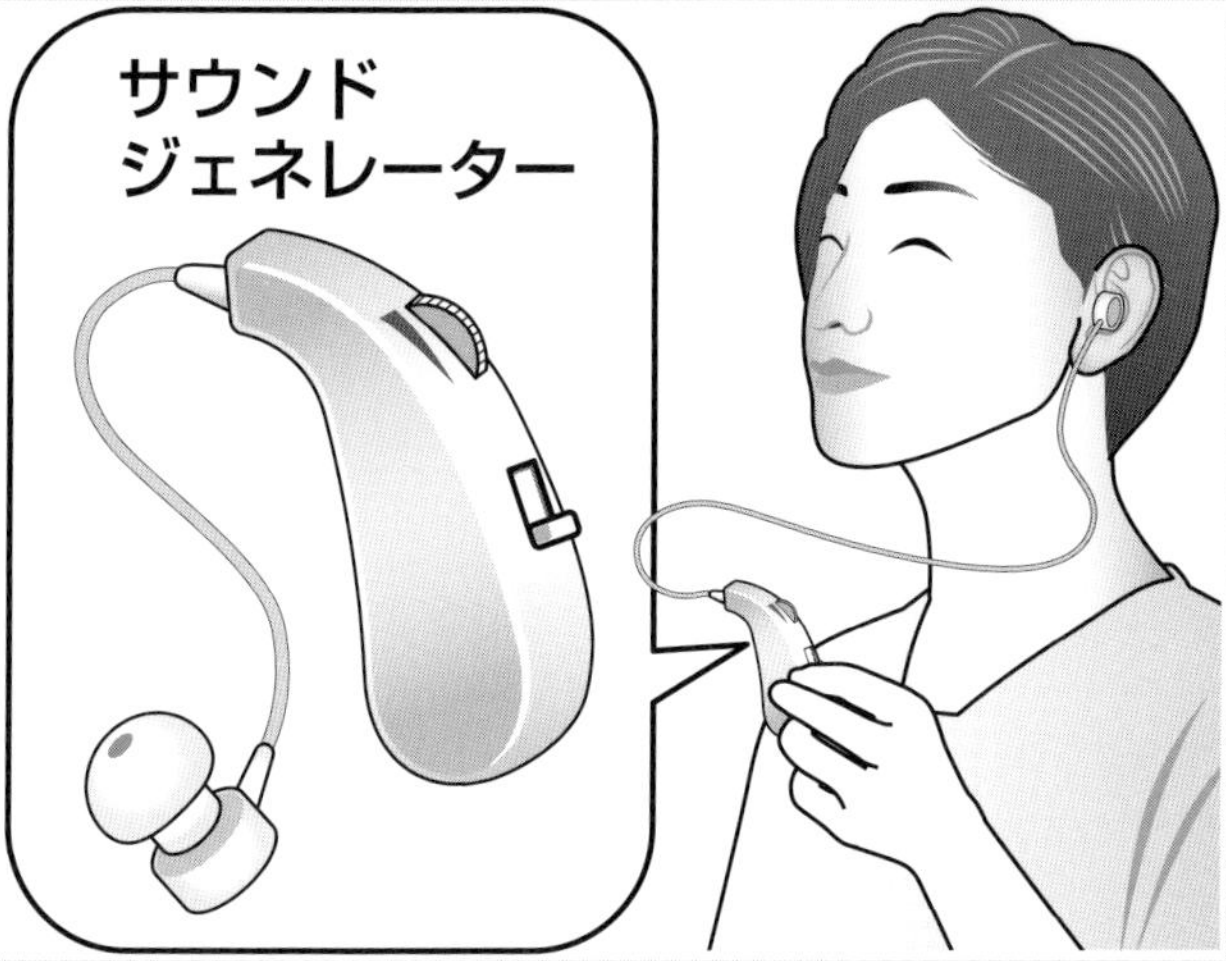

自分の耳鳴りの音よりも少し小さい音を聞いていると、徐々に耳鳴りの音が気にならなくなっていく。

なくなると、徐々に耳鳴りの音が気にならなくなっていきます。

ＴＲＴ療法の効果が現れるまでの期間は、人によって大きく異なります。一般に数ヵ月～１年程度はかかるので、気長に取り組むことが大切です。

サウンドジェネレーターつきの補聴器の購入については、耳鼻咽喉《いんこう》科医に相談してください。健康保険が適用されないので、費用は全額自己負担になります。

なお、**音響療法を受けるさいには、耳鼻咽喉科医による「教育的カウンセリング」を組み合わせて受けると治療効果が高くなります。**教育的カウンセリングでは、耳鳴りに関するさまざまな知識について医師が患者さんに説明・指導します。耳鳴りについての理解が深まって疑問や不安が解消されると、耳鳴りがあまり気にならなくなるでしょう。

難治の突発性難聴や耳鳴りに有効！中耳に薬剤を直接注入して改善に導く「ステロイド鼓室内投与」

急に聞こえが悪くなる**「突発性難聴」**に対しては通常、ステロイド薬（副腎《じん》皮質ホルモン薬）で内耳《ないじ》の腫《は》れや炎症を鎮める治療が行われます。ステロイド薬の多くは内服や点滴で使われますが、これらの方法では薬の成分が全身に拡散してしまい、肝心の内耳には到達しづらくなります。また、糖尿病や高血圧、腎臓病などの持病があると、ステロイド薬の内服が困難になる場合もあります。

こうした**ステロイド薬の欠点を補う治療法が「ステロイド鼓室内投与（注入）」です。これは、鼓膜から中耳の鼓室という空間にステロイド薬を直接注入し、隣接する内耳の症状を改善させる治療法**です。

ステロイド鼓室内投与なら、標的となる内耳に薬剤が直接的に届きます。内服と違って、薬剤の作用は内耳以外にはほとんど影響しません。そのため、内服に比べて強い作用の薬剤を使用することができ、糖尿病などの持病がある人や透析治療を受けている患者さんにも支障なく使うことができます。

ステロイド鼓室内投与

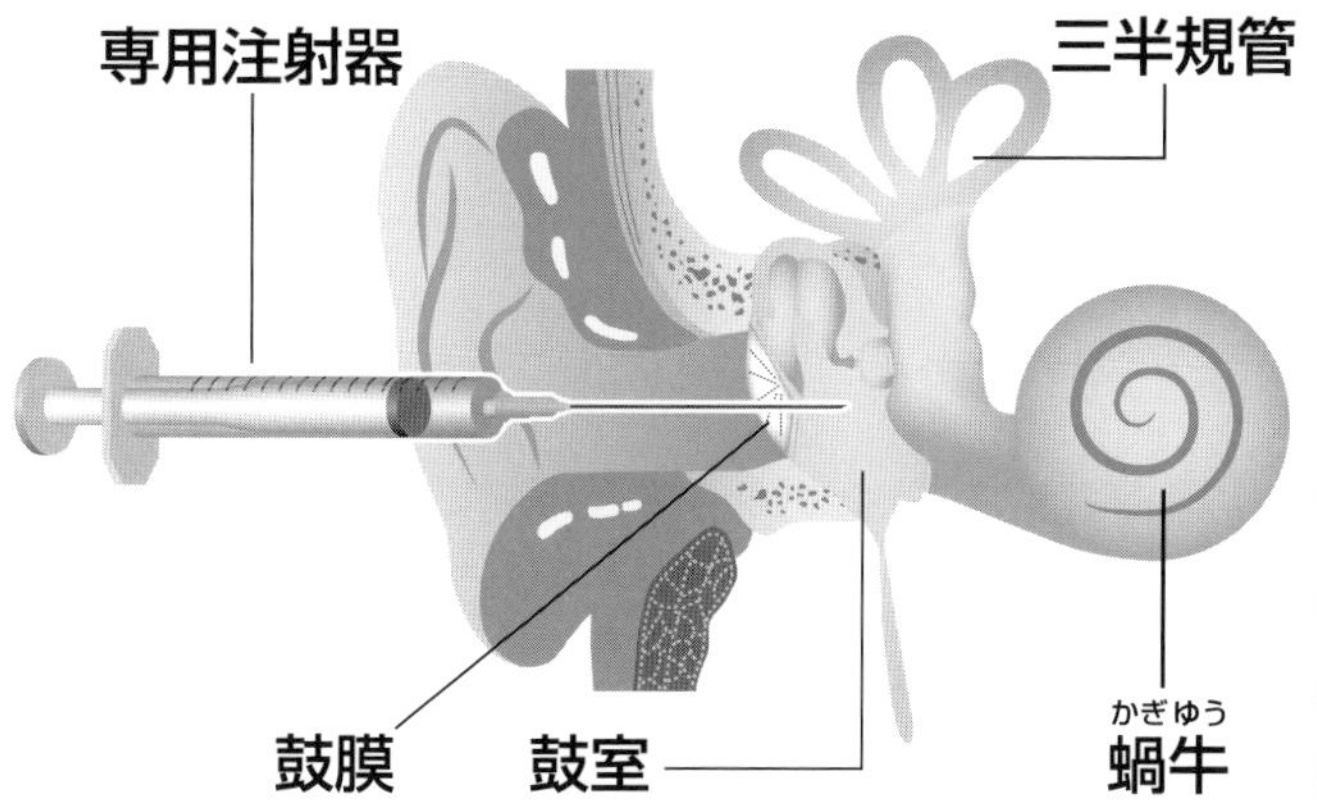

鼓膜から鼓室にステロイド薬を直接注入する治療法で、難治とされる突発性難聴や内耳性の耳鳴りの改善効果も期待できる。

薬剤を注入するさいには、極細の長針をつなぎ合わせた注射器を使用します。鼓膜に針を貫通させ、鼓室に薬剤を5〜10秒かけて注入します。注射は週1回ずつ計4回行い、経過を観察します。**ステロイド薬は長期間投与しないので、副作用の心配もほぼない**と考えられます。

突発性難聴は通常、発症してから2週間以内に治療を始めないと回復は難しいとされています。ところが、**ステロイド鼓室内投与の場合、発症2〜3週間後でも改善するケースがある**と報告されています。

ステロイド鼓室内投与は、内耳性の耳鳴りに対しても有効な場合があります。私の医院では、耳鳴りを訴える患者さんの6割以上に改善効果があることを確認しています。ただし、この治療法は健康保険の適用外です（中耳炎の治療の場合は適用）。

ストレスによる耳鳴りに効く！ 筋肉の緊張をほぐして耳鳴りを軽減する「バイオフィードバック法」

耳鳴りが続くとストレスがたまり、精神的にイライラしたり、不眠に陥ったりします。耳鳴りが起こる原因がわからないことで不安が募り、気分が落ち込む人もいるようです。こうしてストレスが蓄積すれば、脳は耳鳴りに対してさらに過敏に反応するようになり、ますます耳鳴りは悪化してしまいます。

こうした耳鳴りの治療法に「心理療法」があり、その有効性は科学的な調査研究により確認されています。中でも**「バイオフィードバック療法」という心理療法は広く知られており、患者さんの筋肉を意図的に弛緩《しかん》（ゆるめること）させ、心身をリラックスした状態に導く訓練法**です。

筋肉が弛緩してほぐれると、リラックスした状態になり、ストレスが軽減されます。バイオフィードバック療法を続けて、患者さんが意識的に緊張状態をほぐすことができるようになると、ストレスがたまりにくくなり、耳鳴りや、耳鳴りによる不安感、抑うつ感、イライラ感が軽くなっていきます。

**耳鳴りの治療で行われる
バイオフィードバック療法**

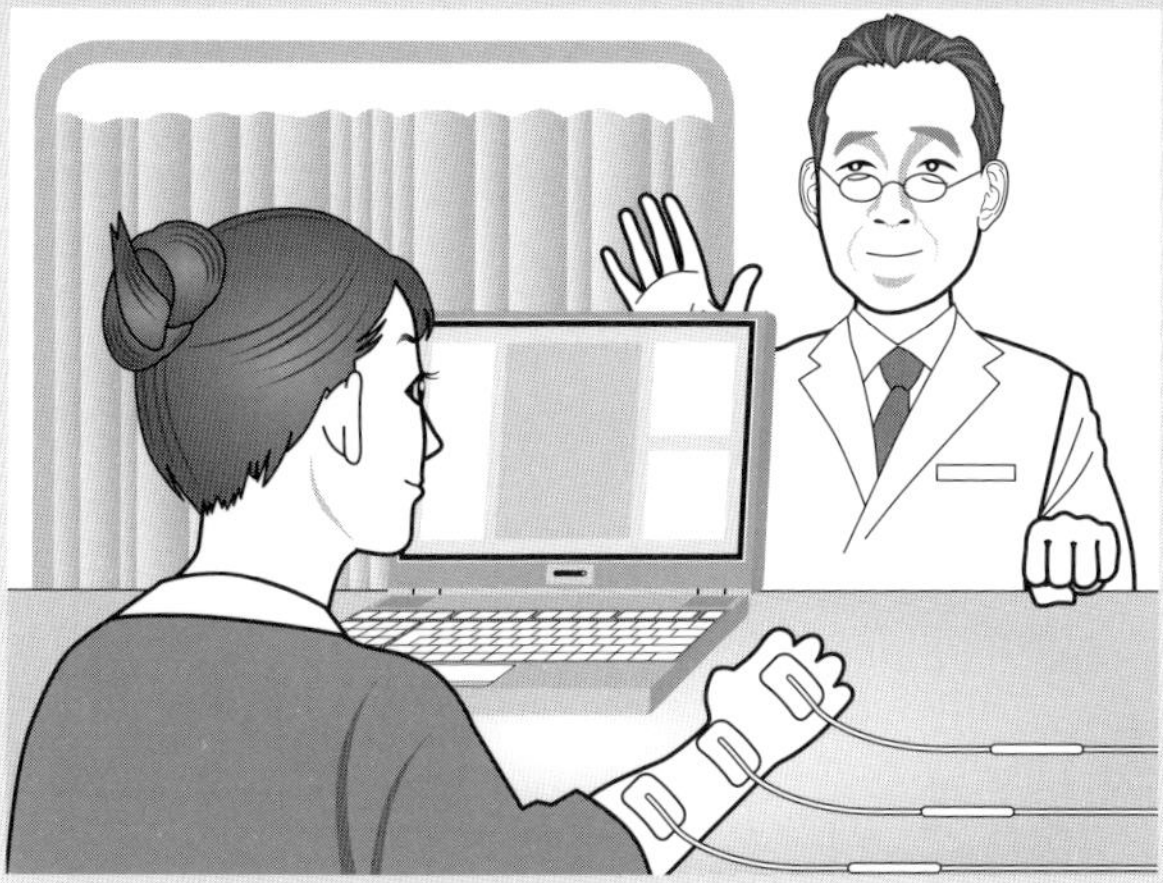

筋肉の緊張をほぐす訓練を続けて、心身がリラックスできる状態を作り出せるようになると、耳鳴りが軽くなっていく。

バイオフィードバック療法には、いくつかの方法があります。例をあげれば、患者さんの体に貼《は》った電極が筋肉の緊張を読み取ると、モニター画面に、緊張していたら赤い色が、緊張がほぐれたら青い色が点灯。患者さんは、体を動かしたり、頭の中で何かを考えたりして、どうすれば画面に青い色が点灯するかを考えながら試行錯誤をくり返します。こうした訓練を積み重ねていくうちに、心身の緊張状態を自然にコントロールできるようになっていくのです。

バイオフィードバック療法を続けて、自分のストレス状態を把握し、自分で緊張状態を解放できるようになれば、耳鳴りが強いときに心身のリラックス状態が作り出せる（症状を和らげる）ようになります。この治療法についてくわしく知りたい人は、心療内科との連携が可能な耳鼻咽喉《いんこう》科の専門医にご相談ください。

むくみやストレスによる耳鳴り・難聴・めまいには漢方薬が効き、処方する耳鼻咽喉科医も多い

耳鼻咽喉《いんこう》科の領域でも「**漢方薬**」が有効な疾患《しっかん》は多く、私の病院ではこれを積極的に処方しています。東洋医学では、患者さんの病態や症状だけでなく、体質や全身状態、ふだんの生活スタイルなどを総合的に評価・診断し、複数の生薬《しょうやく》（自然界に存在する動植鉱物を用いる薬）を配合して漢方薬を処方します。

耳鳴り・難聴・めまいの患者さんは、多くの場合、東洋医学でいう「水毒・水滞」の状態を示すむくみなどの症状が現れます。そうした患者さんには、体内の水分の滞りを改善する「**苓桂朮甘湯《りょうけいじゅつかんとう》**」という漢方薬や、炎症・むくみを取る「**柴《さい》苓湯《れいとう》**」を処方します。高血圧が耳鳴りの原因になっている場合は、一般に、脳の血液循環を促す「**釣藤散《ちょうとうさん》**」という漢方薬を処方します。

ストレスによる耳鳴り・難聴・めまいに対しては、腎虚《じんきょ》（東洋医学での五臓六《ごぞうろっ》腑《ぷ》で腎の働きが低下した状態）を改善する補腎剤「**牛車腎気丸《ごしゃじんきがん》**」がよく使われます。これまでの研究によると、8週間以上の服用で有効率が高くなり、耳鳴りの

改善効果が見られると報告されています。精神が不安定で不眠を訴える患者さんには、東洋医学でいう気の巡りをよくする**「柴胡《さいこ》加竜骨《かりゅうこつ》牡蛎《ぼれい》湯《とう》」**を処方します。

漢方薬は、症状が同じでも、体質や体力などによって処方のしかたが変わってくるので、漢方薬にくわしい耳鼻咽喉科を受診してください。

漢方薬は耳鼻咽喉科の治療にも用いられている

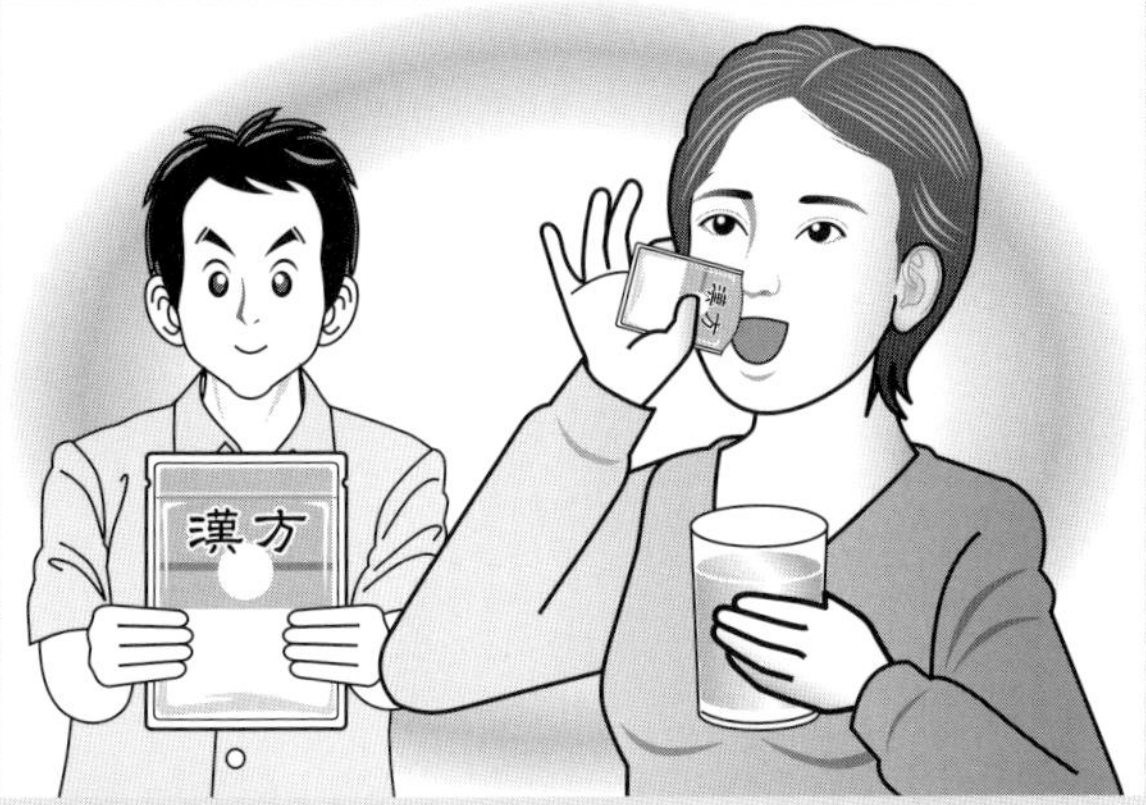

漢方薬は、患者さんの病態、症状、体質、全身状態、日常の生活スタイルなどを総合的に評価・診断して処方される。

また、耳鳴りに対して**「鍼《はり》治療」**が行われることもありますが、「耳鳴《じめい》診療ガイドライン2019年度版」では耳鳴りへの鍼治療の有効性は証明されていません。とはいえ、精神的ストレスや自律神経失調症、不眠、肩や首のこりなどは耳鳴りを悪化させる要因になるため、これらの症状が鍼治療で軽くなれば、間接的に耳鳴りの改善につながる可能性はあります。

耳鼻咽喉科の中には鍼治療を取り入れているところもあるので、興味のある人は相談してみるといいでしょう。

重い難聴でも中耳が原因なら手術で治り、内耳が原因の加齢性難聴でさえ「人工内耳」で聞こえが改善

音を内耳《ないじ》へと伝える中耳に障害が起こると、聞こえが悪くなります。**こうした中耳の異常が原因の「伝音難聴」の場合、次のような手術法**があります。

●外耳道形成術……外耳道狭窄《きょうさく》症（耳の穴が狭くなる、または閉じる病気）が対象。外耳道の骨を削り、大腿《だいたい》部の皮膚を移植して外耳道の壁を修復します。

●鼓室形成術……破壊された中耳の耳小《じしょう》骨の炎症を取り除いて修復する手術。鼓膜の穴をふさぐ「鼓膜形成術」を同時に行うこともあります。

●アブミ骨手術……耳小骨を構成するアブミ骨の動きを修復したり、アブミ骨を人工骨に置き換えたりする手術です。

また、**内耳の異常が原因の「感音難聴」の場合には次の手術法**があります。

●人工内耳手術……中耳から伝わった空気の振動は内耳で電気信号に変換され、脳に送られて音として認識されますが、その働きを代わりに行う人工内耳を頭部に埋め込む手術です。

人工内耳手術の**「人工内耳」は、頭部に埋め込むインプラント（受信コイルと電極）と、音声を電気信号に変換して送るサウンドプロセッサ（マイクと送信コイル）で構成されます。**耳にマイク、側頭部に送信コイルを装着することで、マイクでとらえた音が送信コイルから受信コイルに送られ、電極を通じて内耳に伝わり、音が聞こえるしくみになっています。

人工内耳のしくみ

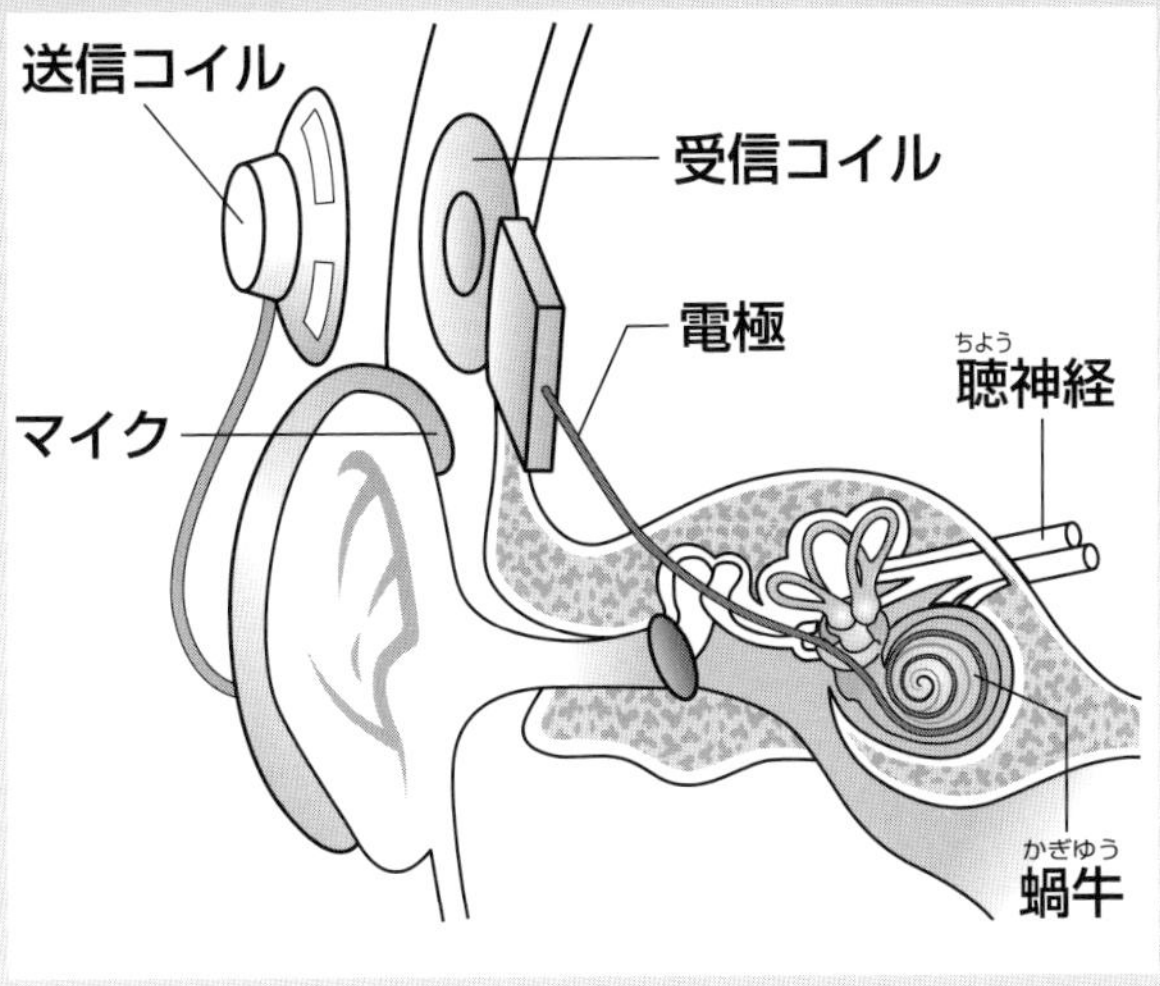

外部から入った音が、側頭部の送信コイルから頭部に埋め込んだ受信コイルに送られ、電極を介して内耳に伝わる。

ただし、人工内耳手術は、術後すぐに聴力が回復するわけではありません。また、患者さん個々の聴力に合わせて電気レベルを調節したり、言葉を正確に聞き取るリハビリテーションを続けたりする必要があります。

人工内耳手術は、重度の難聴の患者さんが対象です。人工内耳によって脳の興奮を抑えられるようになると、耳鳴りの改善も期待できます。

高音だけ聞き取れない加齢性難聴には「残存聴力活用型人工内耳」が最適で、低音も高音もクリアに！

人工内耳《ないじ》手術を受ければ多くの場合は、日常会話に不自由しない程度まで聴力が回復します。しかし、高音から徐々に聞き取りにくくなる加齢性難聴で低音域の聴力が残っている場合には、従来型の人工内耳の電極を入れると残存している低音域の聴力を悪化させる危険性があるため、手術の適応にはなりません。

そのように人口内耳の適応外で、**低音域の聴力が残っている難聴の患者さんに適している新型人工内耳が「残存聴力活用型人工内耳（EAS）」**です。

EASは、補聴器と人工内耳の機能を一体化したもので、高音域の音を電気信号として聴神経に伝えるとともに、低音域の音は補聴器で増幅して外耳道に送り込みます。このように、**EASは高音域から低音域までの幅広い音を拾えるうえに、音質がクリアで、音声が雑音に紛れにくいという特徴があります。**

EASを受けられるのは、主に次の条件を満たす感音難聴の患者さんです。

①低音域の残存聴力を有することが確認できる

②補聴器を装用したときに静寂下の語音弁別能（言葉を正しく聞き取る能力）が65デシベルで60％未満である

③年齢が生後12ヵ月以上である

残存聴力活用型人工内耳（EAS）のしくみ

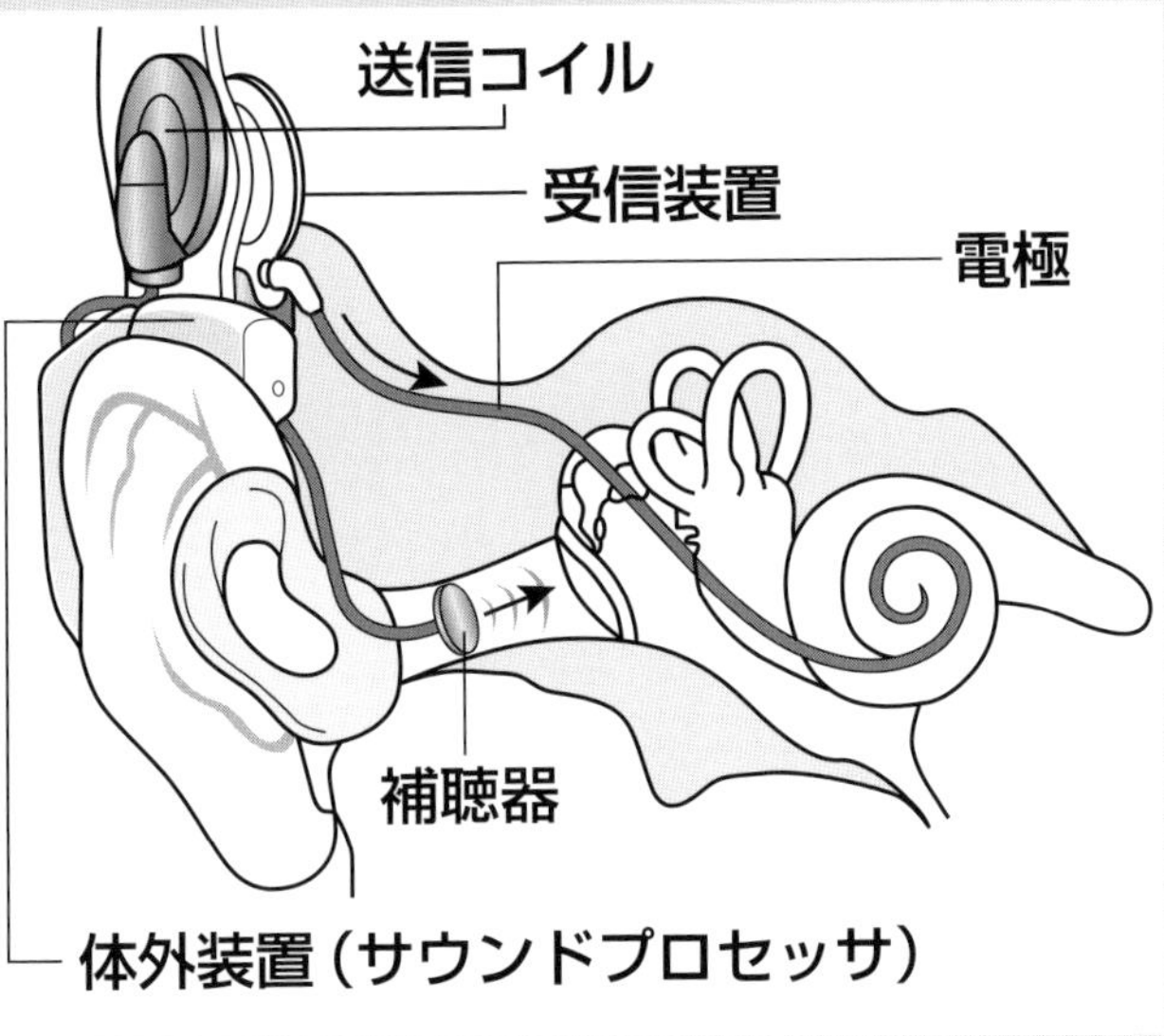

ＥＡＳは補聴器と人工内耳の機能を一体化したもので、高音域から低音域まで幅広い音が聞こえやすくなる。ただし、手術で残存聴力が悪化する可能性がある。

④手術により残存聴力が悪化する可能性を十分理解している

ＥＡＳの手術時間は２～３時間程度ですが、10日間くらいの入院が必要になります。術後２～３週間たってから、体外装置（サウンドプロセッサ）を装用してリハビリテーション（機能回復訓練）が行われます。

ＥＡＳは健康保険が適用され、**患者さんの自己負担額の目安は数万円**です（ただし、自己負担額は医療機関によって異なる）。

iPS細胞を使う「有毛細胞の再生医療」が進化し、失われた聴力まで回復する時代が目前になった

再生医療の治療法は「iPS《アイピーエス》細胞などの幹細胞（新しい細胞を再生産して補充する能力を持つ細胞）を体外で培養して患部に注入する方法」と「体内にある再生能力を止められた幹細胞の再生能力を回復させる方法」に大別されます。

耳鼻咽喉《いんこう》科の領域においては、加齢性難聴などの感音難聴の治療分野で再生医療の研究が進められています。加齢性難聴は、内耳《ないじ》にある有毛細胞がダメージを受けることで起こり、いったん破壊された有毛細胞は自然には再生しません。

慶應《けいおう》義塾大学医学部生理学教室の岡野《おかの》栄之《ひでゆき》教授と米国ハーバード大学医学部のアルバート・エッジ教授らが行っている国際共同研究グループは、薬剤を使って有毛細胞に隣接する細胞（支持細胞）を有毛細胞に分化（細胞を作り出すこと）させ、有毛細胞を再生する方法を試みました。その結果、ＬＹ４１１５７５という薬剤を内耳に局所投与することで有毛細胞が再生し、聴力を改善させることに成功したのです。現在も、薬剤の副作用が少なく、さらに効率のよい投与法の研究

が行われています。

　また、**岡野栄之教授と慶應義塾大学病院耳鼻咽喉《いんこう》科の小川郁《おがわかおる》名誉教授らの共同研究では、人のiPS細胞から内耳細胞を効率的に安定して作成する方法を開発**しています。iPS細胞は多能性幹細胞（体のどのような細胞でも作り出せる細胞）の一種で、iPS細胞から内耳細胞を作成することで、今までわからなかった難聴の進行過程の観察が可能になりました。この研究では、ペンドレッド症候群という遺伝性難聴が起こる原因や、その治療薬の候補も発見されています。

　このように内耳の再生医療の研究は活発に進んでおり、失われた聴力が回復する時代がやってくるかもしれません。

耳の医療でも進むｉＰＳ細胞の再生医療

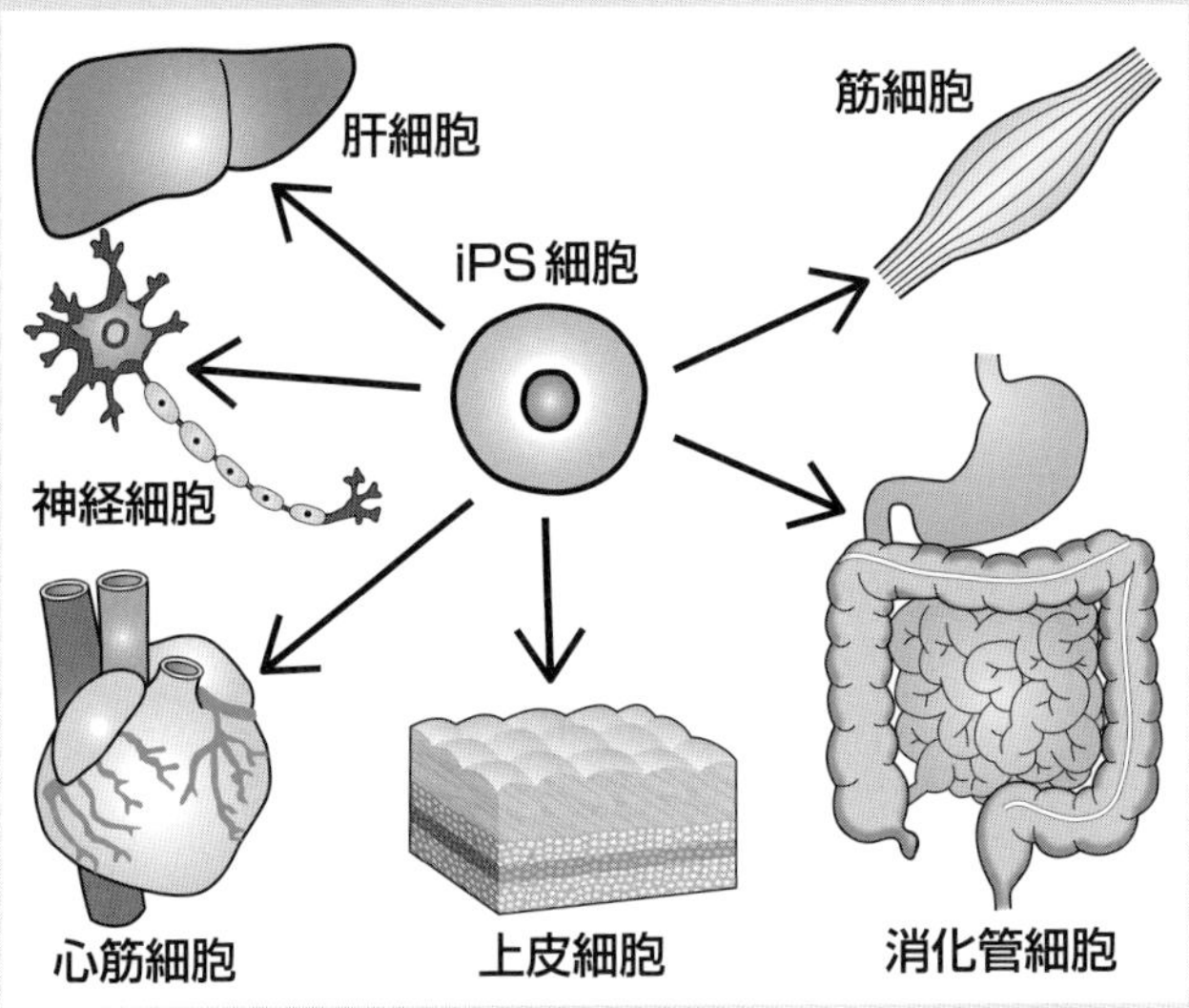

図はｉＰＳ細胞からできる細胞。ｉＰＳ細胞を使って内耳の有毛細胞を再生する研究開発が進み、難聴が起こるしくみや治療薬の開発の研究が行われている。

解説者紹介

掲載順

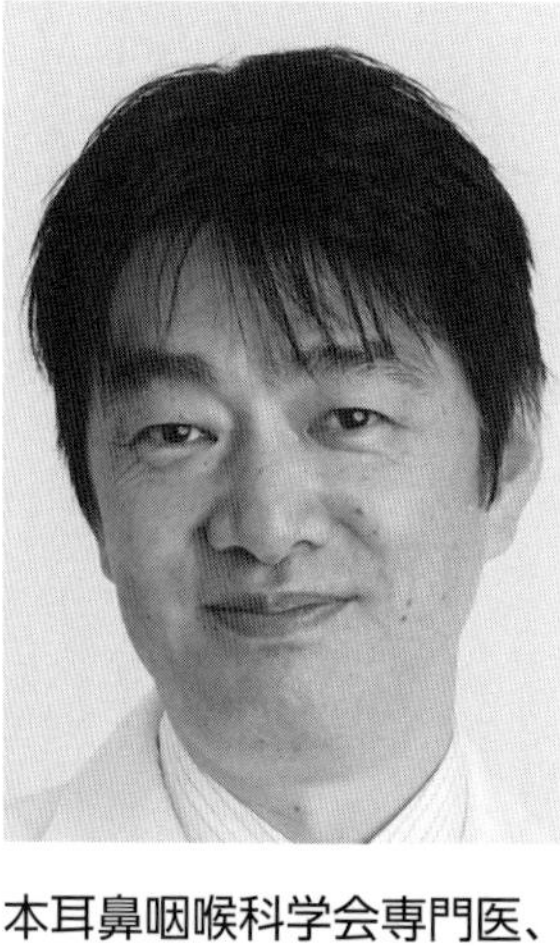

国際医療福祉大学医学部耳鼻咽喉科教授
国際医療福祉大学病院耳鼻咽喉科部長

中川雅文《なかがわまさふみ》先生

1986年、順天堂大学医学部卒業。2004年、創進会みつわ台総合病院副院長。東京医科大学聴覚人工内耳センター兼任講師、東京医療センター感覚器センター研究員を経て、2011年より国際医療福祉大学医学部耳鼻咽喉科教授。日本耳鼻咽喉科学会専門医、補聴器適合判定医（日本耳鼻咽喉科学会認定補聴器相談医）、日本臨床神経生理学会認定医（脳波分野）。㈳日本メイクリスニングセーフ協会理事、㈳日本ニューロマーケティング協会代表理事。

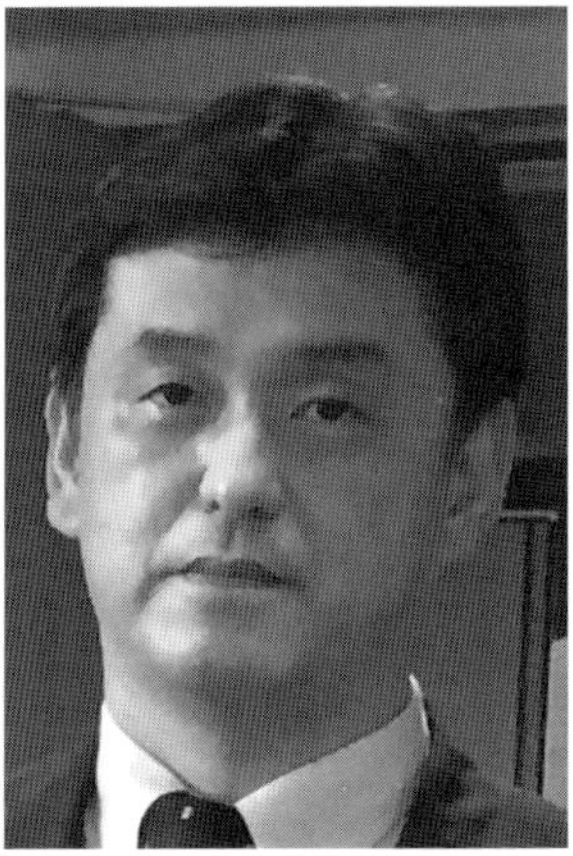

埼玉医科大学客員教授（耳鼻咽喉科）
昭和女子大学客員教授（言語聴覚士養成コース）
川越耳科学クリニック院長

坂田《さかた》英明《ひであき》先生

1988年、埼玉医科大学医学部卒業。帝京大学医学部附属病院耳鼻咽喉科、ドイツのマルデブルク大学耳鼻咽喉科、アメリカのニューヨーク州立大学耳鼻咽喉科、埼玉県立小児医療センター耳鼻咽喉科（科長）兼副部長、目白大学保健医療学部言語聴覚学科教授（耳鼻咽喉科学）、目白大学耳科学研究所クリニック院長などを経て現職。日本耳鼻咽喉科学会専門医、日本耳科学会代議員、日本小児耳鼻咽喉科学会評議員、日本聴覚医学会代議員など。

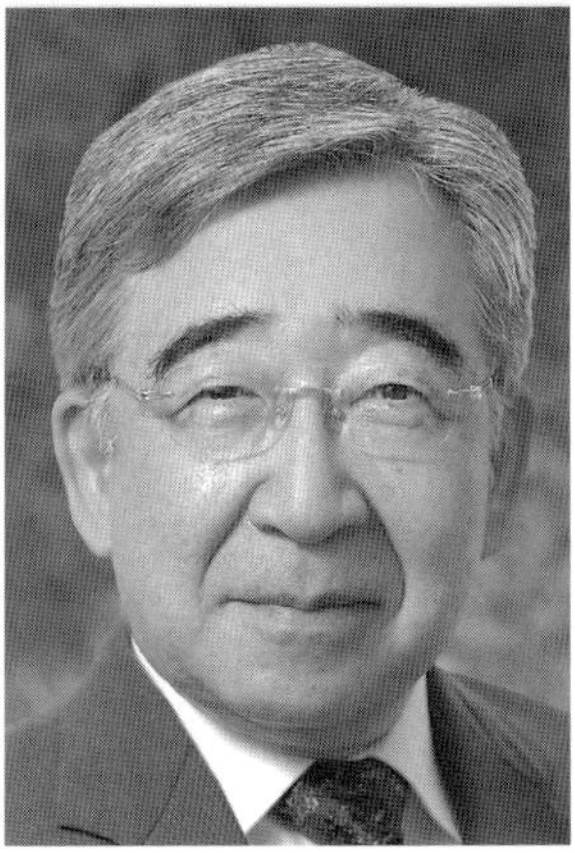

川崎医科大学耳鼻咽喉科学教授
川崎医科大学総合医療センター副院長

秋定《あきさだ》　健《たけし》先生

1983年、川崎医科大学卒業。川崎医科大学耳鼻咽喉科学講師、同大学助教授、川崎医療福祉大学医療技術学部感覚矯正学科教授（兼任）、学校法人川崎学園企画室副部長を経て、2010年より川崎医科大学耳鼻咽喉科学教授。2016年より川崎医科大学総合医療センター副院長。日本耳鼻咽喉科学会専門医、日本東洋医学会専門医、日本めまい平衡医学会認定めまい相談医、日本耳鼻咽喉科学会補聴器相談医、日本耳鼻咽喉科感染症・エアロゾル学会評議員など。

耳鳴り 難聴
自力でよくなる！
耳鼻科の名医が教える
最新１分体操大全

2021年 6 月 8 日　第１刷発行
2023年 12 月18 日　第５刷発行

編 集 人　小俣孝一
シリーズ企画　飯塚晃敏
編　　集　わかさ出版
編集協力　唐澤由理
早草れい子
菅井之生
髙森千織子
装　　丁　下村成子
D T P　菅井編集事務所
イラスト　デザイン春秋会
撮　　影　文田信基（fort）
モ デ ル　中川朋香
発 行 人　山本周嗣
発 行 所　株式会社文響社
〒105-0001　東京都港区虎ノ門２丁目２－５
共同通信会館９階
ホームページ　https://bunkyosha.com
お問い合わせ　info@bunkyosha.com
印刷・製本　中央精版印刷株式会社

ISBN 978-4-86651-383-6

本書は専門家の監修のもと安全性に配慮して編集していますが、本書の内容を実践して万が一体調が悪化する場合は、すぐに中止して医師にご相談ください。また、疾患の状態には個人差があり、本書の内容がすべての人に当てはまるわけではないことをご承知おきのうえご覧ください。